JN216204

難しいことはわかりませんが、「がん」にならない方法を教えてください！

水上 治　大橋弘祐
Osamu Mizukami　Kosuke Ohashi

文響社

はじめに

大橋　弘祐

「がん」って怖くありませんか？

僕の祖母は、父方も母方もがんになり、ふたりとも大変な闘病生活の末に亡くなりました。

とくに抗がん剤治療を受けた母方の祖母は、髪が全て抜け、体はやせ細り、とても苦しそうでした。

小学生のころ、そのおばあちゃんが入院している病院にお見舞いに行ったときのことです。母が「何が食べたいか」とたずねると、祖母は「まぐろのお刺身」と答えました。

魚屋さんで一番高級なまぐろを買って食べさせたのですが、祖母は口にいれてすぐに咳き込み、吐き出してしまいました。その姿を見て、僕は子供心に大きなショックを受けたのを覚えています。そして祖母は数日後に亡くなりました。

僕や家族がいつかこのような最期を迎えるかもしれないと思うと、とてもやりきれない気持ちになります。

そんな、人の命を否応なく奪う「がん」という病気は、現在、死因のトップです。そして日本人の半分、近いうちに3人に2人はがんになるそうです。しかし、将来自分や家族の命を奪ってしまう病気なのにもかかわらず、**「がん」がどんな病気なのかよくわかりません。**怖い病気で、なってしまったら治せない「死の病気」というイメージがあるだけです。

心配性の僕は、人間ドックというものを受けました。胃の検査のために、診察台の上でバリウムを飲み、医者に言われるがまま、うつ伏せになったり、仰向けになったり、左に回ったり、右に回ったりして「異常なし」と診断されたのですが、これで本当にがんが調べられているのかわかりません（どうやら、バリウム検査では初期がんは見つからないらしいです）。

テレビや雑誌などでは、「これを食べたらがんにならない」とか「これは食べたらがんになる」という情報をよく目にしますが、何が本当で、何がそうでないのか、わかりません。よく言われている「たばこを吸うと肺がんになる」「がんは遺伝する」これも実際のところはわかりません。

また、がんを患ってから何年も生きる人もいるのに、あっという間に亡くなる方もいます。違いはなんなのでしょう。見つかった時期がよかったのか、治療法がよかったのか。これもよくわかりません。

もし、がんになって手術することになったら、自分の命を会ったばかりの医者に預けることになります。でも、医者の選び方もよくわかりません。

とにかく、がんは将来、自分を苦しめることになるだろう病気であるにもかかわらず、知らないことだらけなのです。

心のどこかで自分は大丈夫だろうと、深く考えないようにしている自分がいます。

そこで、専門家のお話を聞こうと「がん」について教えてくれる人を探しました。

はたして、がんを防ぐ方法はないのでしょうか。治す方法はないのでしょうか。

しかし、なかなか適任の方は見つかりませんでした。

というのも、医者であっても病院に雇用されている従業員ですから、「医者が気に入らなかったら替えてもいい」とか「この抗がん剤は効かない」とかはっきりしたことは言えないらしいのです。

それでも、何人ものお医者さんと面会させていただいて、やっと適任を見つけました。

がん患者を1万人以上も診てきた水上治先生です。

水上先生は元々大きな病院の先生を数十年務めましたが、「大病院では患者さんの立場にたった医療が難しい」と退職されて、がん患者向けにクリニックを開院されました（大病院はとにかく混んでいるので、患者一人一人とコミュニケーションをとる時間がとても限られているそうです）。

そんながん医療に誰よりも熱く取り組む水上先生に、病院の裏事情も含めて何でも話すとお約束いただきました。

適任です。

そして、何でも聞いてきました。

何をしたら予防になり、どのような検診を受ければ、がんは見つかるのか。がんになったらどこへ行って、どんな治療すればいいのか。どんな医者がよくて、どんな医者がダメなのか。全て本音でお答えいただきました。


今回、お話を聞いてわかったことは、医療技術は日進月歩で進んでいて、がんは予防ができ、同時に正しい検診を受けて、**早めに対処すれば治る場合も多く、死の病気ではなくなってきているということです。**

しかし、本来知っておくべきことを知らないがために、がんになったあとに大きな後悔をするケースが非常に多いそうです。（がんは治しにくい状態で見つかる人がほとんどだそうです。）つまり、知っているか知らないかが、がん攻略の鍵になるのです。

手術や抗がん剤などがんの治療には、とてもお金がかかりますが、知識を身につけるのにお金はほとんどかかりません。肉体的な負担もありません。

ですから、まずは知識を身につけ、私たちを将来苦しめることになる死の病気に対抗しませんか。

本書の知識によって、みなさまが健康な人生を送られることを心より願っております。

それでは、最後までお付き合いよろしくお願いします。

目次

検診編

告知編

治療選択編　165

治療編　209

基礎知識編

そもそも「がん」って何？

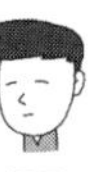

「先生、早速お伺いしたいのですが、『がん』とは一体なんなんでしょう？」

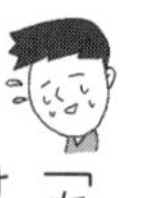

「がんというのは悪性新生物のことで、遺伝子変異により不制御となった細胞集団のこと。周囲の組織へ浸潤や転移をおこなうものと言える」

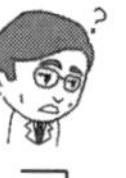

「あのう……。すいません。そういうのじゃなくて、もっとわかりやすく説明していただけますでしょうか……」

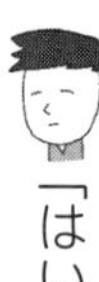

「わかりやすく？」

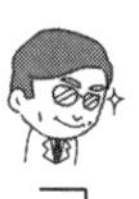

「はい。医学用語は原則禁止でお願いします」

「まあ、シンプルに言うなら、分裂をやめない細胞だね」

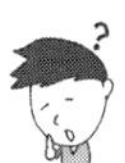
「細胞って分裂を続けるものだと思うんですけど……、分裂を続けちゃいけないんですか」

「うん。だめだね。胃とか皮膚とか脳とかそれぞれの組織は細胞によってできていて、細胞はひとつが2つ、2つが4つ、4つが8つと分裂していく。それで50回くらい分裂すると死滅するようにできているの。細胞が死ぬことによって、新しい細胞に入れ替わって新陳代謝するようにできている。もし、死滅しないで増え続けてしまうと、体の形が変わっちゃうからね」

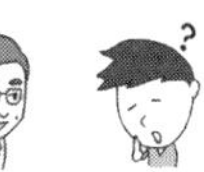
「ということは、がんの細胞は死なずに増え続けて、体の形を変えちゃうってことですか」

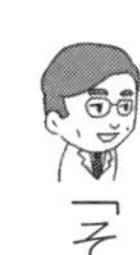
「そう。だから悪性の『腫瘍』という言い方をする。**ものすごくたちの悪いおでき**なの」

「おできですか……。どうしてそのような細胞が生まれてしまうのでしょう」

「人間の細胞は60兆もあって、それぞれが50回もコピーするから、人間の体をトータルで見たらものすごい数の細胞分裂をしていることになる。それだけコピーを繰り返しているから、なかにはミスをしてしまい、**うまくコピーできないときがある。それががん細胞の元。**そのミスは1日に5000個あると言われている」

「えっ、ということは僕の体にもがん細胞はあるんですか」

「ある。ただ、ミスしたらその細胞は修復されたり、死んでしまったりする。それでも残ってしまったら、リンパ球という細胞が殺して、がん細胞を残さないようにできている。でも、ごくまれにその網をかいくぐって、処理されない細胞がある。それが増殖を続けると『がん』という病気になっていく（**図1**）」

「どうしてかいくぐってしまうんでしょう」

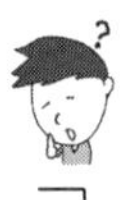

「がん細胞は『犯罪者』、免疫であるリンパ球を『警察官』にたとえて考えるとわかりやすい。たとえば、ある街に凶悪犯が100人にいて、警察官が1人にしかいなかったとする。そしたらどうなると思う？」

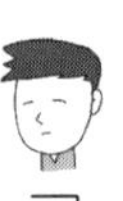

「犯罪が増えると思います」

［図1 がんは細胞のコピーミス］

通常の細胞分裂

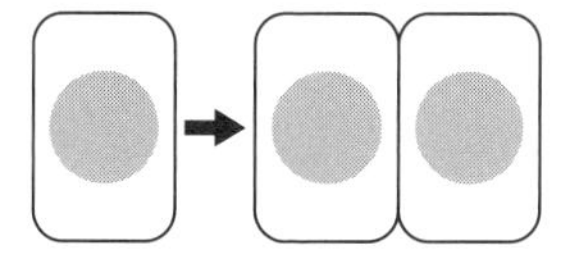

細胞のコピーにミスがあると・・・

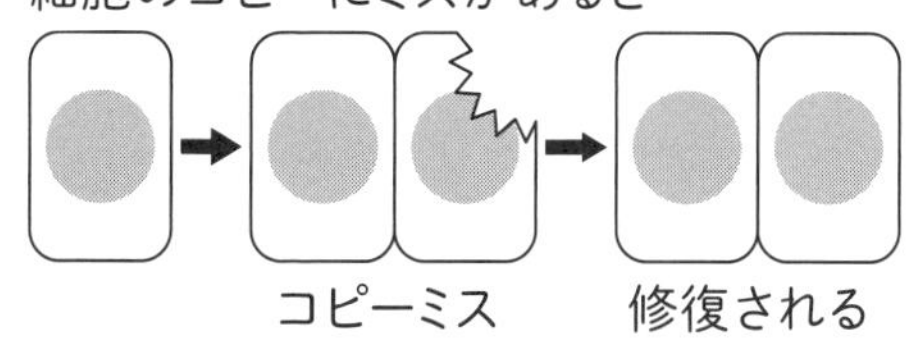

修復されないと・・・

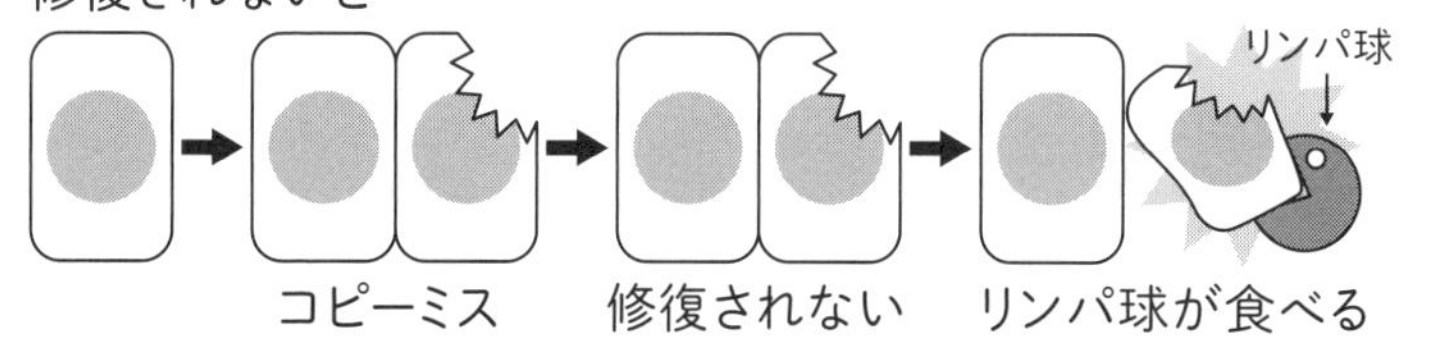

リンパ球が食べないと・・・

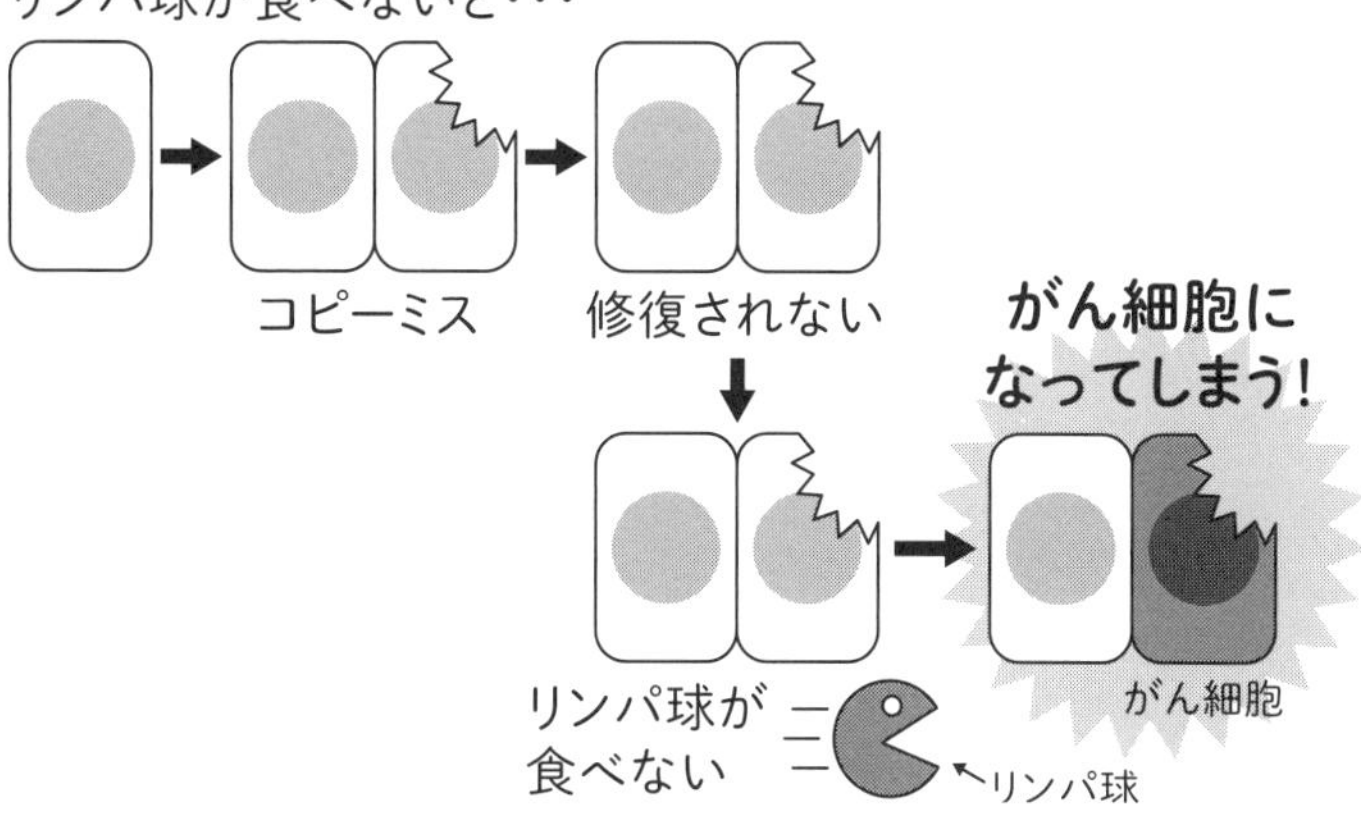

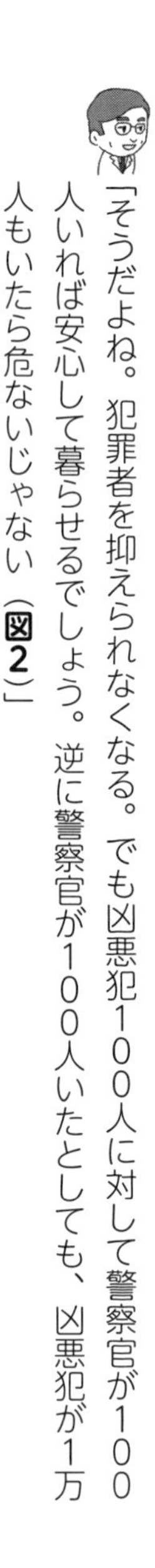

「そうだよね。犯罪者を抑えられなくなる。でも凶悪犯100人に対して警察官が100人いれば安心して暮らせるでしょう。逆に警察官が100人いたとしても、凶悪犯が1万人もいたら危ないじゃない（**図2**）」

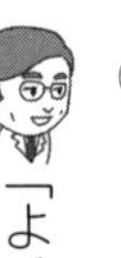

「はい……」

「よく、紫外線にあたったり、たばこを吸うとがんになりやすいというのは、犯罪者であるがん細胞を増やしてしまう行為。それで、バランスのよい食事をとるとか、運動したほうがいいというのは、警察官である免疫細胞を活性化させるためだね」

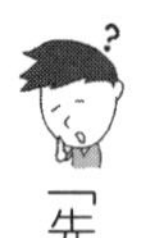

「先生、どうしてコピーミスをすると細胞が死ななくなるんですか」

「細胞の染色体の端にテロメアという部分があって、分裂するごとに少しずつ減っていく。回数券をイメージしてもらえばいい。その回数券が50枚くらいあって、0枚になると分裂できなくなるしくみになっているの。でも、細胞がコピーをミスしてがん細胞になると、なぜか、分裂してもテロメア（回数券）が減っていかない。だから、永遠に分裂しつづけてしまい腫瘍となる。それががん（**図3**）」

［図2 がんと免疫細胞］

犯罪者（がん細胞）　　警察官（免疫細胞）

犯罪者に対し、警察官が多ければ

犯罪は起きない
（がん細胞が残らない）

犯罪者（がん細胞）

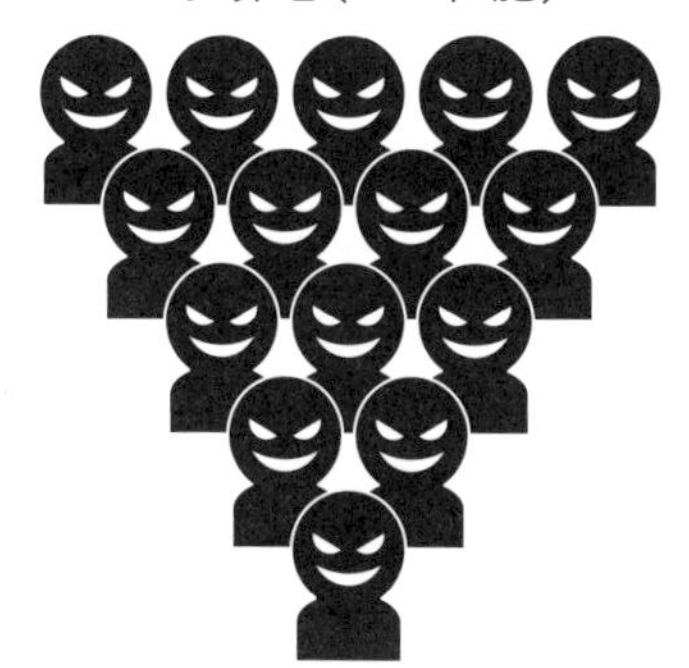

警察官（免疫細胞）

犯罪者に対し、警察官が少ないと

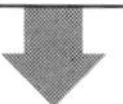

犯罪が起きる
（がん細胞が残ってしまう）

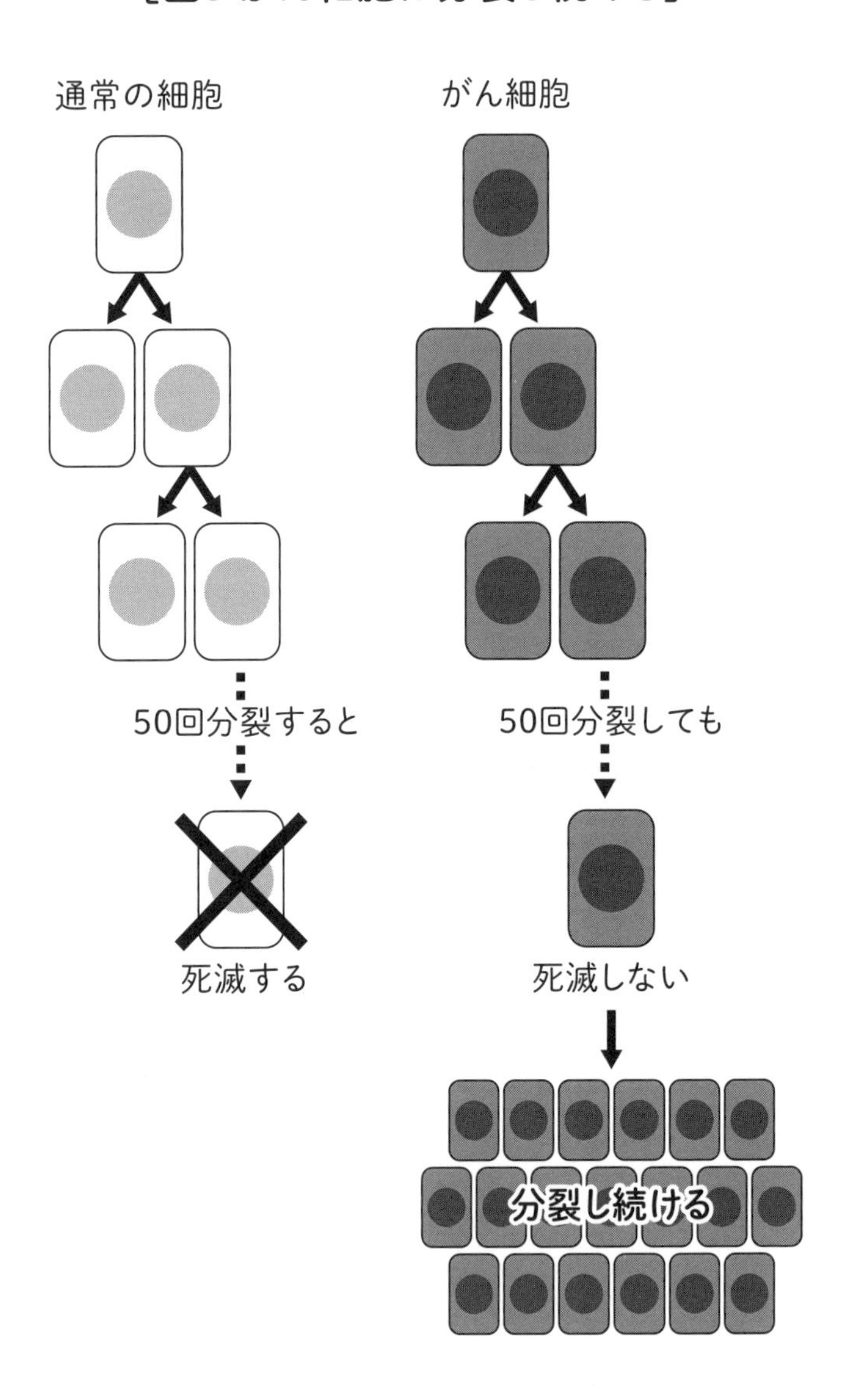
[図3 がん細胞は分裂し続ける]
通常の細胞
がん細胞
50回分裂すると
50回分裂しても
死滅する
死滅しない
分裂し続ける

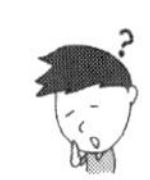

「どれくらいのスピードで大きくなるんですか」

「最初は1個からのスタートで、それが2つになり、4つになり、8つになる。だから、最初のうちは大きくなるスピードは遅いけど、徐々にスピードがあがって爆発的に増えていく。大きくなるのには、だいたい20年から30年かかる」

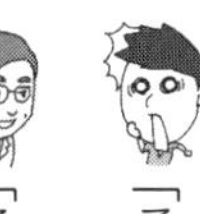

「そんなにかかるんですか……」

「そう。つまり**60歳でがんが見つかる人は40歳くらいからでき始める**ことになる。だから若いうちから、がんにならないように対策をしといたほうがいい」

【まとめ】

- がん細胞はコピーミスによって生まれるが、細胞が自死したり、免疫によって殺されるものがほとんど
- がん細胞は分裂し続けて大きくなり、体の形を変えてしまう
- がんが大きくなるには20〜30年かかる

がんは自分の体の一部。だから治らない？

「では先生、どうしてがんは治りづらいのでしょう？」

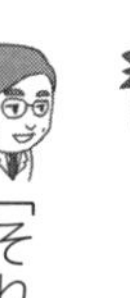

「それは、自分の体の一部だから」

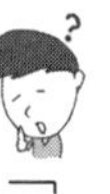

「？？？」

「よく映画やドラマなんかで、子供に臓器移植をさせたいけど、ドナーが見つからない。そんなストーリーがあるでしょう。なぜ移植できる人を探すのが大変だかわかる？」

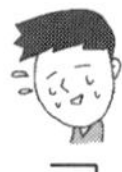

「いや、ちょっと……」

「人間の体というのはね、基本的に自分以外のものを拒絶するようにできているの。自分か自分でないかは白血球の血液型で判断されるんだけど、臓器を移植するときには、その血液型が合う必要がある。しかも、赤血球の血液型はA、B、O、ABの4種類なんだけど、白血球には何万種類もある。だからドナーを探すのは大変なの」

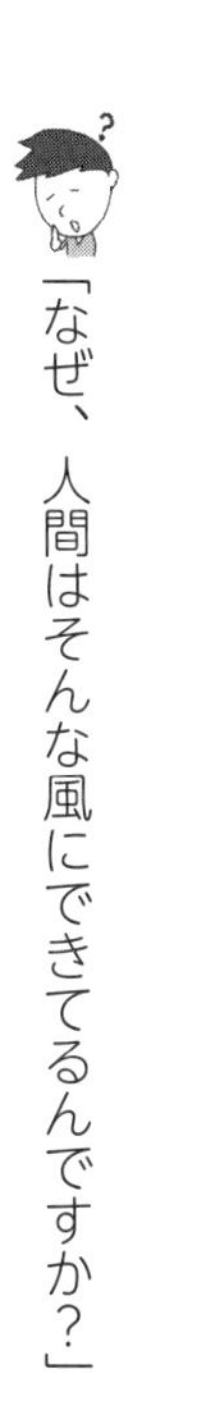
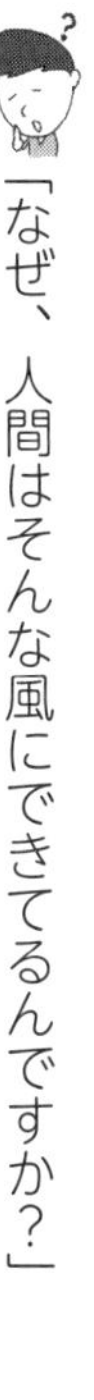

「なぜ、人間はそんな風にできてるんですか?」

「それは結核やインフルエンザなどの菌やウィルスの侵入から守る必要があるから。菌やウィルスが体を侵略してきた場合は、体が『自己ではない』と認識して免疫が機能して、退治するの」

「でも、がんに対しても免疫機構はあるんですよね?」

「さっき話したリンパ球のようにがん細胞を攻撃する免疫機構があるんだけど、がんは元々、**自分の細胞だったから免疫が『他者』と認識できなくて攻撃しない**の。その結果抑えられなくなってしまう。警察が犯人に気づかないと思ってもらえばいい」

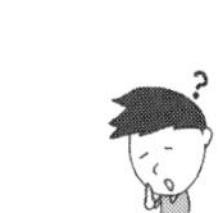

「薬で治すのも難しいんですか?」

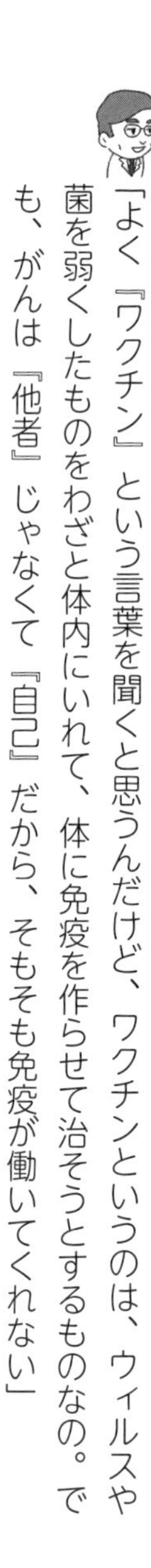

「よく『ワクチン』という言葉を聞くと思うんだけど、ワクチンというのは、ウィルスや菌を弱くしたものをわざと体内にいれて、体に免疫を作らせて治そうとするものなの。でも、がんは『他者』じゃなくて『自己』だから、そもそも免疫が働いてくれない」

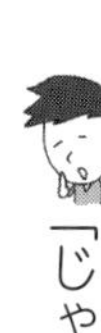

「じゃあ見つけて切るんですか?」

「見つけて切る、というのは、現在のがん治療では基本中の基本。でも、さっき言ったとおり**がんは見つけるのが難しい。がんは痛みがないからね**」

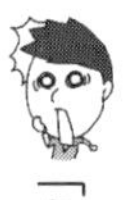

「えっ、がんって痛くないんですか?」

「かなり進行した状態じゃないと痛くない。だから、痛みや出血など症状が出たときには、もう全身に転移してしまい治しようがないなんてケースが多いの。患者は普通、症状が出るまで病院に来ないからね。それが死亡率を高めている原因の一つ」

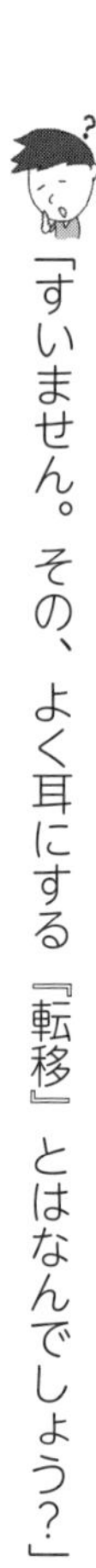

「すいません。その、よく耳にする『転移』とはなんでしょう?」

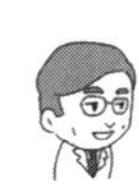

「がん細胞は分裂を繰り返していくと、今の場所だけだともの足りなくなって、**血管やリンパ管を通って他の臓器に移動してしまう**（図4）」

「がんが移動するんですか……」

「そう。たとえば胃にできたがん細胞が、血管を通って肺に到達するとかね。まあでも、そこでも免疫細胞ががんばって、がんを殺そうとするから、そこで生きていくのはまた難しい。ただ、たくましいがん細胞が免疫機構をかいくぐって、新しい臓器を住処（すみか）にしてしまい、そこで増殖を続けて腫瘍となってしまう。これが転移。全身に転移してしまうと、一個一個取っていくわけにはいかないから手術ができなくなる。そうなると『進行がん』と呼ばれて抗がん剤治療をすることになる」

「なるほど……。ちなみに、どうしてがんで人は死ぬのでしょうか」

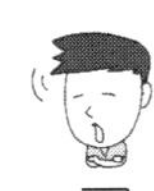

「がん自体が死の原因になるわけではなくて、がんが大きくなって、臓器の機能を邪魔するから、死にいたる。たとえば、胃がんだったら、胃に腫瘍ができて、食べ物が入らなくなる。大腸がんだと、排便ができなくなる。がんによって臓器不全を起こすから、人間は

［図4 転移とは］

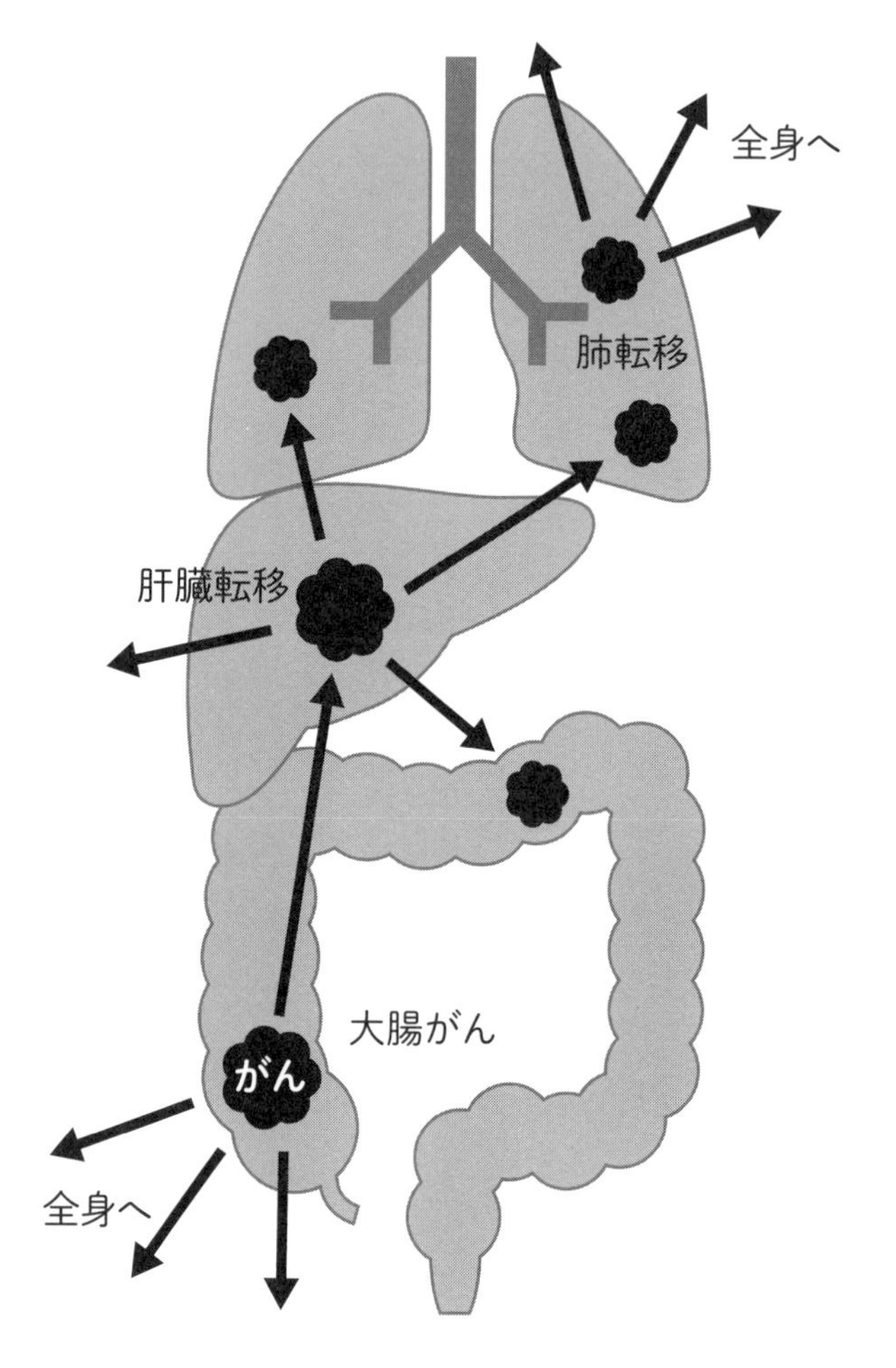

最初にできた「がん」が、血管やリンパ管を通って別の臓器に住み着く

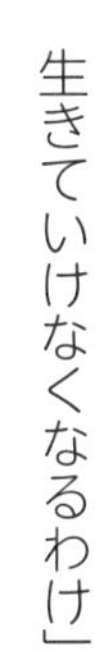

生きていけなくなるわけ」

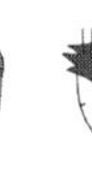

「がんが臓器の邪魔をするんですね……」

「そう。それに、がん細胞は死ぬことなくひたすら分裂し続ける。分裂し続けるには、エネルギーが必要になる。だから、**がんは自分のまわりに毛細血管を張り巡らせて、他の臓器からエネルギーを奪ってしまう。**さらにがん細胞は毒素も発生させる。だから、がんになると体がどんどん弱ってしまうの」

【まとめ】

・がんは自分の細胞であるため、免疫が機能しづらい
・がん細胞が分裂しつづけ、臓器などを圧迫し人間は死にいたる
・がん細胞が血管やリンパ管を通って別の臓器に寄生することを転移という

最大のがん対策はとにかく知識をつけること

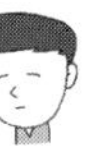

「なんか、がんって見つからなかったり、治せなかったりで、ものすごくたちが悪い病気なんですね」

「そうだね。がんは気づかないうちに体を侵し、気づいたら手のうちようがなくなってしまう」

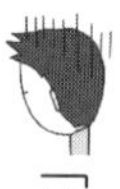

「はあ……」

「どうしたの？」

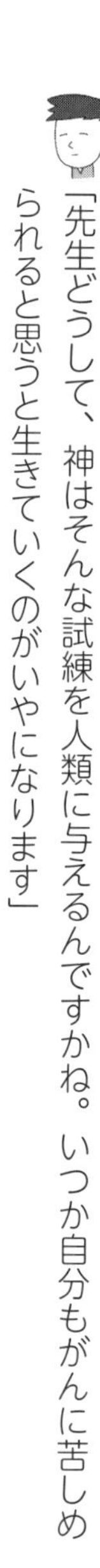

「先生どうして、神はそんな試練を人類に与えるんですかね。いつか自分もがんに苦しめられると思うと生きていくのがいやになります」

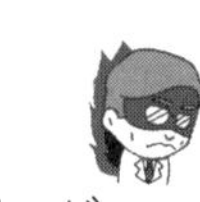

「気持ちはわかるよ。たしかにがんは強敵かもしれない。でも、医療技術が進歩してがんが発生するメカニズムがわかってきて、予防もできるようになってきたし、いろんな治療法もでてきて、治る場合も多い！　だったら、しっかりがんのことを学んで、現時点でできる最善策をとるべき。嘆いていたってしょうがない」

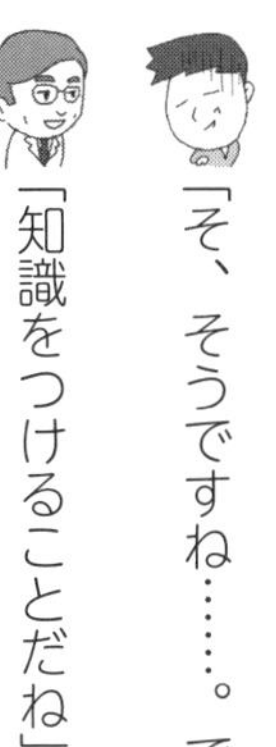

「そ、そうですね……。では先生、がんにおいてできる最大の対策はなんでしょう」

「知識をつけることだね」

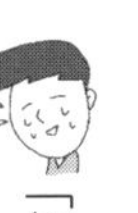

「知識ですか……」

「じゃあここで問題。日本人男性の何パーセントががんになるか知ってる？」

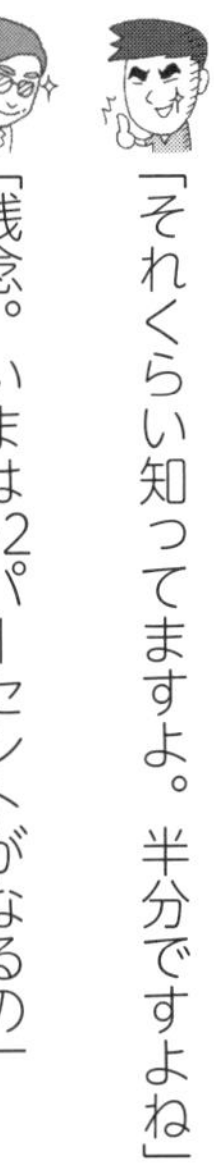

「それくらい知ってますよ。半分ですよね」

「残念。いまは62パーセントがなるの」

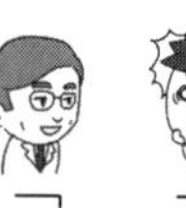
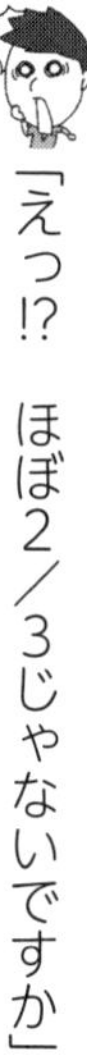
「えっ!?　ほぼ2／3じゃないですか」

「そう。ちなみに女性は46パーセント。男女ともに、これからもっと増えるだろうね」

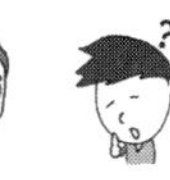
「どうして、そんなに増えているんでしょう」

「最大の原因は寿命が延びたこと。加齢とともに細胞のコピーミスが増えて、修復もされなくなる。免疫力も低下するから、寿命が延びれば延びるほど、がんになる人は増える」

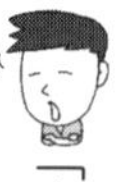
「寿命が延びたのが原因なんですか……」

「そんな日本人の半分以上がなって、命にかかわる病気にもかかわらず、がんがどういう病気なのかほとんどの人が知らない」

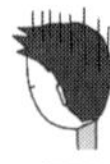
「たしかに、怖い病気という感覚があるくらいでした……」

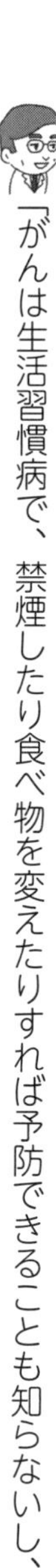
「がんは生活習慣病で、禁煙したり食べ物を変えたりすれば予防できることも知らないし、

検診を受けて初期の状態で見つければ、治る場合もほとんど。がんになってから何十年も生きている人なんていっぱいいるからね。だからしっかり知識をつけるべき。命にかかわることだからね」

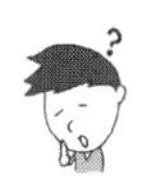

「では、どんな知識をつければいいのでしょう？」

「たとえば、『がんには痛みがない』この知識があるだけでも、話は変わってくる。大腸がんの患者さんにこの話をすると、『そうだったんですか……』とうなだれてしまう。逆にそのことを知っていれば、ちゃんと検査をしなければいけないことがわかる。大腸がんなんて、内視鏡検査で初期に見つけてしまえば、その場で切っておしまいだから、そんなに恐れる必要もなくなってくるの」

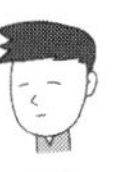

「なるほど……」

「それに、もし君ががんになって治療するとなったら、もっと知識が大切になってくる。**医者の言うことが必ず正しいとは限らない**からね」

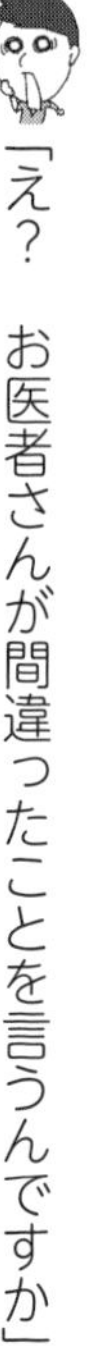
「え？　お医者さんが間違ったことを言うんですか」

「残念ながら医者には、それぞれ専門分野がある。あたりまえだけど、一人の医者が全部を知ってることなんてない。しかも医療が発達していくと、より専門的な知識が必要になるから、医者の仕事も細分化していく。ということは、任せているだけではダメ。自分で情報を収集して、自分で判断していかないといけないの」

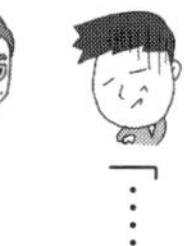
「……」

「しかも、現場の人たちはものすごく努力しているんだけど、医療業界のシステムが機能不全を起こしているから、全員がいい治療を受けられるとは限らないの」

「……」

「それなのに、がんになったあとは、みな病院のいいなりになってしまう。医者は『先生』と呼ばれてるくらいだから、どうしても『医者の指示に従っていればいい』という文化が強い。だから、自分から医者に意見を言うことにものすごく抵抗がある。その結果、医者に任せておけばいいという考え方が強くて、患者が勉強不足になってしまう」

「たしかに、お医者さんに言われたら、言われたとおりにしなければと思ってしまいます」

「私がアメリカの病院にいたときに、一番びっくりしたことは、患者さんがとにかく勉強熱心だったこと。アメリカの患者さんは、がんの治療法をよく知ってるし、薬を投与するときには、どんな薬を何ミリグラム投与するかなどを、メモしてる。納得いくまで勉強して、その上でどんな治療を受けるか、患者さん自身が判断してた。それで、もし自分の容態が悪くなったとしても、安易に医者のせいにしない。自己責任の国だから、自分の体の治療も自分が責任を持つ。そういう文化だった」

「患者も勉強しなきゃいけないんですね……。ちなみに知識をつける以外に大切なことはありますか」

「がんになるのであれば、一日でも遅くなることだね」

「遅くなることですか……？」

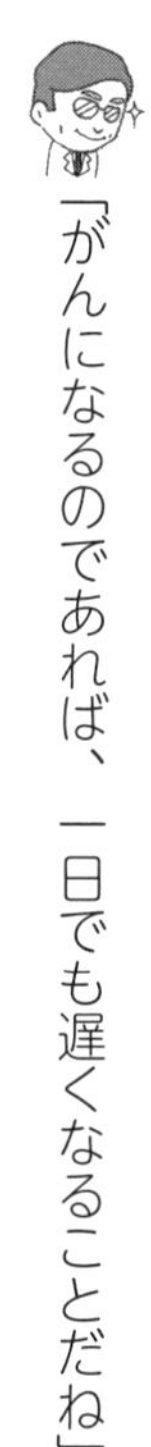

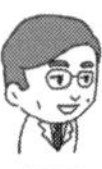
「そう。がん治療は人類共通の課題。だから、日進月歩で新しい治療法や薬が見つかっている。従来の標準治療（手術、抗がん剤、放射線）も、かなり進化してるし、免疫療法といって、第四の治療法も出てきている。治すのが難しいといわれているすい臓がんも薬ができたりしているからね」

「なるほど……」

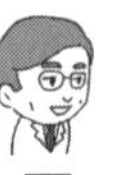
「でも、それだって知ってないと意味がない。だから、しっかり『がん』と『がん治療』を学んだほうがいい。助からないと宣告されたがんでも、患者さんが勉強して助かった例はいくらでもある」

【まとめ】

・がんの治療は医者と相談して自分で決める。医者にまかせきりにしない
・治療法を自分で決められるようにがんの勉強をしておく

これが真実！　がんは遺伝しない！

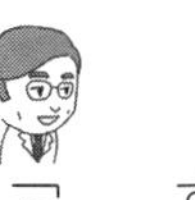

「僕の家族は、祖母ががんで亡くなっているんですが、やはりそういう人はがんになりやすいんですよね」

「ううん。がんは基本的に遺伝しない。家系の影響は約5％と言われている」

「え？　そんなに少ないんですか」

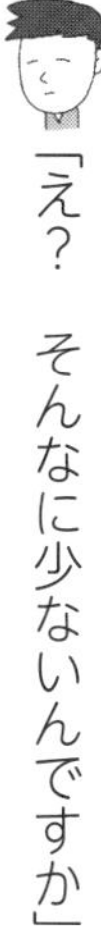

「うん。もう少し詳しく説明すると、親や兄弟が『大腸がん』『乳がん』『前立腺がん』『卵巣がん』のような一部のがんの場合、本人も同じがんになりやすい傾向がある」

家系の影響が比較的大きいがん

大腸がん、乳がん、卵巣がん、前立腺がん、皮膚がんなど

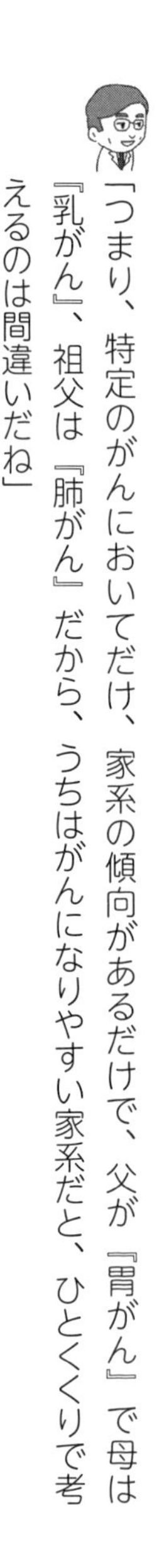

「つまり、特定のがんにおいてだけ、家系の傾向があるだけで、父が『胃がん』で母は『乳がん』、祖父は『肺がん』だから、うちはがんになりやすい家系だと、ひとくくりで考えるのは間違いだね」

「それはどうしてなのでしょう」

「遺伝の影響は環境とか食生活に比べたら、とても小さいの。だから遺伝の影響は少ないと覚えておいたほうがいい」

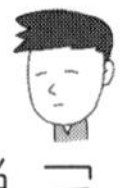

「でも、先生。たまに、両親も祖父母もみながんで亡くなったという話を聞きますが、本当にがんになりやすい家系というのはないんですか？」

「家族というのは食生活が似てくる。あとで説明するけど、塩分の摂りすぎは胃がんのリスクが増えるし、たばこを吸っていると、副流煙が影響して家族もがんになりやすくなる。だから、遺伝ではなく、**寝食を共にすることによって、がんになりやすい家系というのはありえるね**」

「同じ生活習慣をすることによって傾向が似てくるんですね……」

「そう。とはいえ、家族に乳がんや大腸がんなどの人がいたら定期的に検診を受けて、しっかり調べるようにしたほうがいいね」

【まとめ】
- がんは基本的に遺伝しない
- 「大腸がん」や「乳がん」など特定のがんについては、家系の影響がある
- 食生活などが似てくることによって、家族ががんになりやすくなることはある

予防編

がんはかなり予防ができる！

「がんのメカニズムはなんとなくわかりました。そこで本題にはいるのですが、がんは予防できるのでしょうか？」

「ある程度できると思っていい」

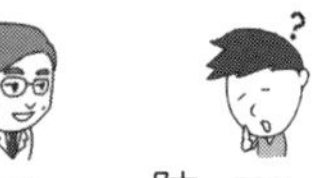

「ある程度ってどれくらいですか？」

「ハーバード大学の論文だと、がんの原因は、たばこが30パーセント、食事や肥満が30パーセント、運動不足が5パーセントと言われている。だから、たばこと食事と運動に気をつければ2／3は防げると思っていい」

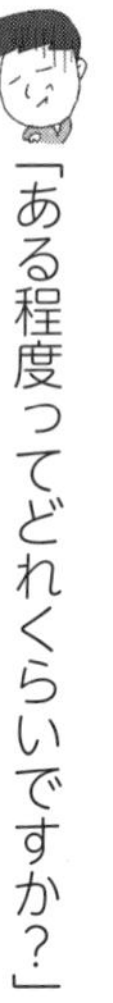

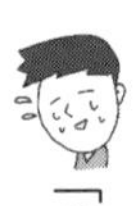

「2／3しか防げないんですか。まずいじゃないですか。どうするんですか」

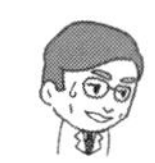

「さっきから言ってるとおり、がんは定期的に検診を受けて、早期発見すれば完治する場合も多い。だから、しっかり予防してがんにならないようにする。それで定期的に検診を受け早く見つけて治す。そうやって**2段構えで対策をすれば、がんで死んでしまうことはほとんど防げるの**」

「……じゃあ先生、まず予防について詳しくお聞きしたいんですけど、がんの原因の30パーセントはたばこなんですね。やはりたばこは危険なんでしょうか。たまに、たばこを我慢してストレスを溜めるくらいなら、吸ったほうがいい。とか言う人がいますけど」

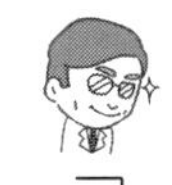

「根拠に乏しいから信じないほうがいい」

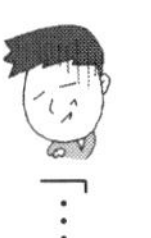

「……」

「たばこは1日1箱を、20～30年吸ってると寿命が10年短くなるといわれている。食生活を変えるのは、なかなか難しいけど、たばこをやめるだけで、がんになる確率を30パーセントも減らせるんだもん。絶対やめたほうがいい」

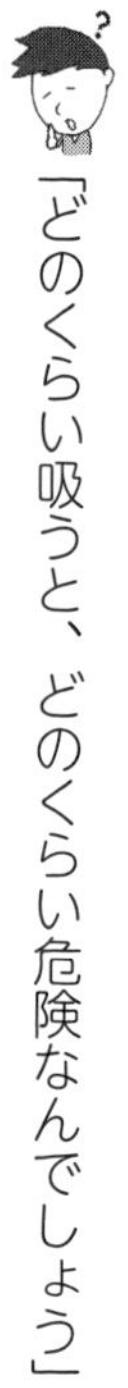

「どのくらい吸うと、どのくらい危険なんでしょう」

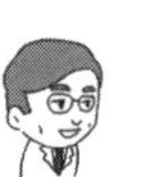

「喫煙に関して言えばブリンクマン指数という指標がある」

ブリンクマン指数

ブリンクマン指数　＝　1日の喫煙本数　×　年数

「この値が大きいほど肺がんにかかる率が上がる。400〜600だと肺がんのリスクが4・9倍になる。だから1日1箱（20本）を20年繰り返していたら、ブリンクマン指数が（20×20＝）400で肺がんリスクは5倍くらいになると思っていい」

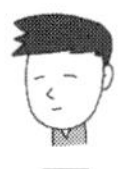

「5倍ですか……」

「あと、たばこを吸ってると肺がんになりやすいとみんな思っているけど、肺がんだけでなく、舌がん、咽頭がん（鼻の奥から食道の入り口のがん）、喉頭がん、食道がんにもなりやすい。要するに**煙が通るところががんになる。**ちなみに、舌がんは読んで字のごとく、舌のがんで、手術でとるとしゃべれなくなる」

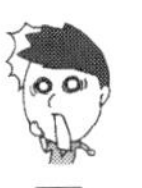
「舌をとるんですか……。絶対なりたくないですね」

「でしょう。だったらたばこは吸わないほうがいい」

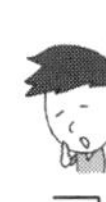
「喫煙者でも、たばこをやめれば、肺は元に戻るのでしょうか?」

「時間はかかるけど、元に戻ると思っていい。肺が真っ黒な人でも10年くらいで元に戻ると言われている」

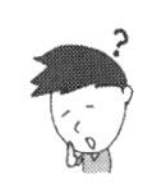
「他人のたばこの煙を吸うのも危険なんでしょうか」

「**副流煙のほうが発がん物質を多く含んでいる。**国立がん研究センターの調査だと、夫が1日20本のたばこを吸っていると、たばこを吸っていない配偶者が肺がんになるリスクは2倍になる」

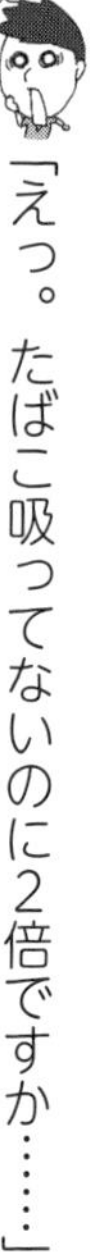
「えっ。たばこ吸ってないのに2倍ですか……」

「そう、受動喫煙はそれくらい危険なの。欧米では、屋内での喫煙を禁止する法律があって、これを守らないと飲食店が営業停止になってしまう（**図5**）」

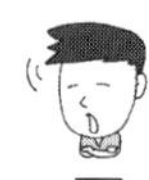
「海外は屋内の喫煙に厳しいんですね……」

「日本でも禁煙や分煙が進んできてるけど、まだまだ他の国に遠く及ばない。厚労省は年間6800人が受動喫煙で死んでいると発表した。交通事故死より多い数字だよね。なので、まずはできることとして、家の中でたばこを吸わないようにすること。たばこを吸うと家族にも影響が出ることを覚えておいてほしい」

【まとめ】

・たばこと食事と運動不足に気をつけて生活すればがんの2／3は予防できる
・たばこは肺がんだけでなく、舌がん、咽頭がん、喉頭がん、食道がんのリスクを上げる
・たばこは副流煙も危険。家の中では吸わないようにする

［図5 主要国の受動喫煙防止法の施行状況］

（厚生労働省ホームページより抜粋）

		G8			G20		
		日本	イギリス	ロシア	韓国	オーストラリア	ブラジル
各種施設	官公庁	×	○	○	○	○	○
	医療施設	×	○	○	○	○	○
	教育施設	×	○	○	○	○	○
	大学	×	○	○	○	○	○
	一般企業	×	○	○	○	△	○
	業務用車両	×	○	○	－	－	○
公共交通機関／自家用車	飛行機	○	○	○	○	○	○
	列車	×	○	○	○	○	○
	フェリー	×	○	○	○	○	○
	路面電車・バス	×	○	○	○	○	○
	タクシー	×	○	○	×	○	○
	自家用車	×	×	○	×	△	×
公共施設	文化施設	×	○	○	○	○	△
	ショッピングセンター	×	○	○	○	○	△
	パブ・バー	×	○	○	△	○	△
	ナイトクラブ	×	○	○	×	○	△
	レストラン	×	○	○	△	○	△

WHOが実施した各国の担当者に対するFCTCの実施状況調査より作表（2012年）
［○］完全禁煙［△］一部禁煙［×］規制なし［－］無回答

日本は受動喫煙に対する法律が緩い

野菜は農薬を使っている方がいい⁉

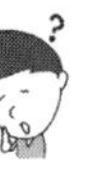

「がんの予防には、食生活が大切というお話でしたけど、やはり何を食べるかが大切なんですよね？」

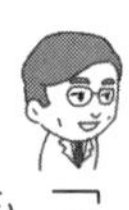

「そうだね。がんは自分の細胞という話をしたでしょう。つまり、がん細胞だって、食べものからできているわけだからね。当然、日ごろからバランスのよい食事を心がけ、不足しがちな野菜や果物もしっかり摂ったほうがいい」

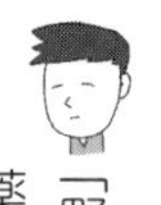

「野菜を食べるときに、農薬を使っているのかというのが気になるのですが、やっぱり農薬を使っている野菜は食べたら良くないんですよね」

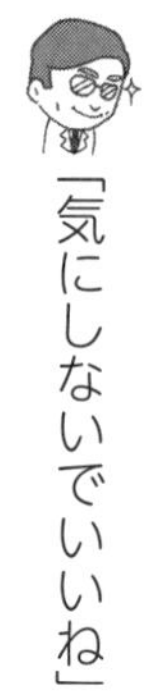

「気にしないでいいね」

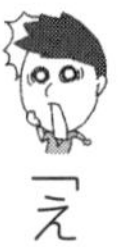

「え？　気にしないでいいんですか。農薬ですよ」

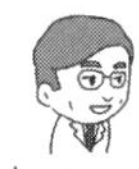

「まず、前提になるのが日本に出回っている無農薬の野菜果物は1％もないこと。欧米とは比べ物にならないくらい少ない。なぜかというと、**日本は温暖で湿度が高いから害虫や菌が発生しやすい。農薬を使わないで育てるのが難しいの。**ちょっと前に、『奇跡のリンゴ』という本が流行ったでしょう。あれは無農薬でリンゴを育てる話なんだけど、読んでもらえばいかに大変なことかわかると思う。育てるのが大変ということは、値段も張るということ。だから僕や君のような庶民がいつも無農薬の野菜や果物を買うのは現実的じゃない」

「……」

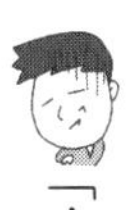

「農薬を気にしないほうがいい理由のもう一つは、カビを摂取してしまうのが危険だということ。たとえばアフラトキシンというカビから出る物質（カビ毒）があるんだけど、これは**自然界最強の発がん性物質**といわれていて、ピーナッツやアーモンドなどのナッツ類や穀類に付着して肝臓がんを引き起こす」

「自然界最強の発がん性物質……」

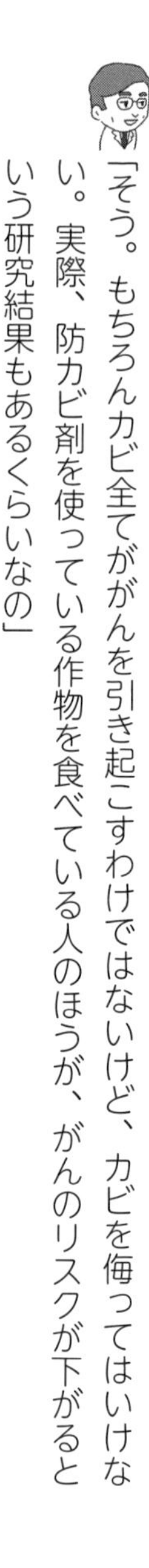

「そう。もちろんカビ全てががんを引き起こすわけではないけど、カビを侮ってはいけない。実際、防カビ剤を使っている作物を食べている人のほうが、がんのリスクが下がるという研究結果もあるくらいなの」

「じゃあ食品添加物はどうなんでしょう。よくテレビなどで、発がん性物質が含まれている食品みたいなのを見るのですが」

「基本的には気にしなくていいね。食品添加物が出始めた頃は、まだ遺伝子研究の分野は発達していなくて、発がん性を調べる試験もかなり未熟だった。だから、試験管の中の細胞に振りかけて、細胞の遺伝子が変異したら、すぐ『発がん性物質だ。食べたらがんになる』と言われたりしていた。でも、突然変異した細胞は自殺するようにできてるし、肝臓には強力な解毒作用が備わっている。人間の体に影響するまでには、いくつものハードルがある。人間の体はそんなに弱くできてないの。みんな敏感になりすぎだね」

「でも、先生。コンビニのお弁当とか大丈夫なんでしょうか？　裏側ににカタカナの物質がたくさん並んでいるんで、いつも不安になります」

[図6 食品添加物の基準値]

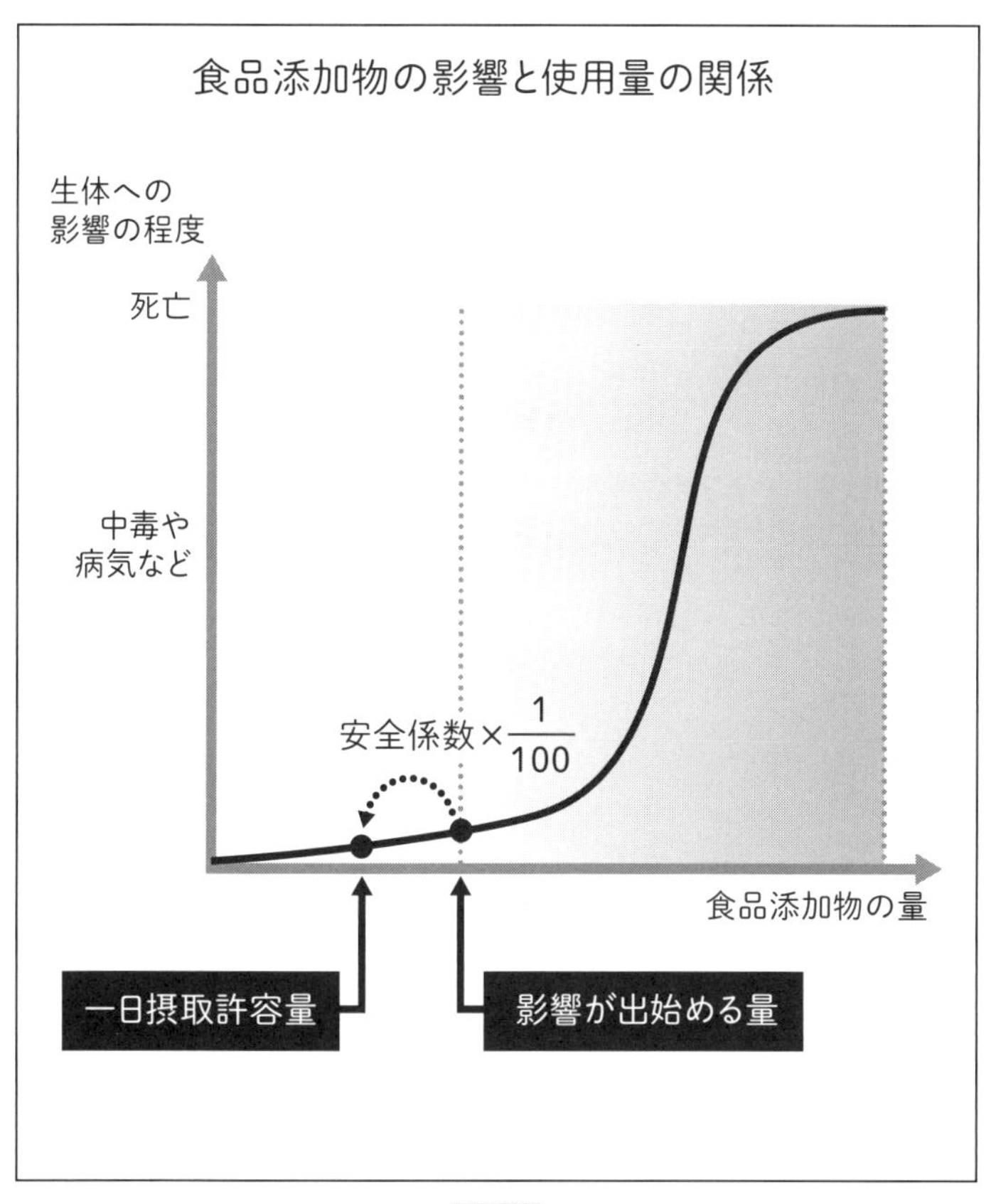

食品添加物の許容量は、影響が出始める量の1%以下に抑えられている

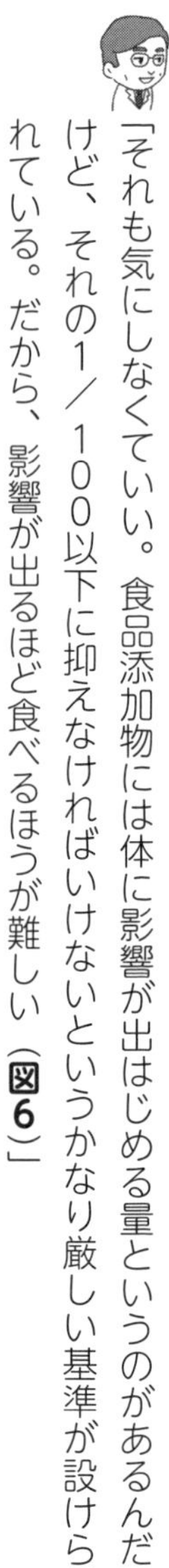

「それも気にしなくていい。食品添加物には体に影響が出はじめる量というのがあるんだけど、それの1／100以下に抑えなければいけないというかなり厳しい基準が設けられている。だから、影響が出るほど食べるほうが難しい（**図6**）」

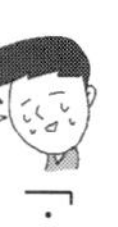

「……」

「もちろん、食品添加物を無理して摂る必要はないけど、農薬と一緒で、**気にしすぎて、栄養が偏るほうがよっぽど体に悪い。**だから栄養のバランスを考えて、コンビニのサラダを食べたりすることは別に悪いことじゃない。むしろいいことだね」

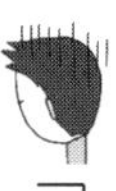

「そうだったんですか……。ずっと体に良くないことだと思ってました」

「食品に関しては理想を言ったらきりがなくて、現実にできる範囲で何かを選択しなければいけない。そうすると、無農薬野菜は手に入りにくいし、カビは良くない。でもバランスのよい食生活をしなければいけない。だったら、多少農薬や添加物を使っていても、気にせず野菜や果物を食べたほうがいいというのが私の考え」

【まとめ】

・カビを口にするのは危険なため、農薬を気にせず野菜や果物を食べていい
・食品添加物は厳しい規制の下に使われているので、特に気にしなくていい

がんの原因になるは「肉」と「塩」

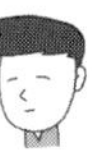

「では次に、がんを予防する上で食べないほうがいいものってありますか」

「食べてはいけないものっていうのは基本的にはないんだけど、食べる量を抑えたほうがいいものもある。たとえば肉。一般的には、一週間で500グラムくらいに抑えたほうがいい。だから**肉を食べる日を週に2〜3日くらいにする**」

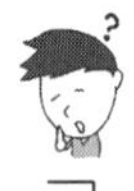

「それはどうしてでしょう」

「もともと、日本人には肉を食べる習慣はなかった。ところが食生活の欧米化が進んで、肉を食べる人が増えた。でも、日本人の体は欧米人と違って肉を消化しづらい。だから近年、大腸がんになる日本人が増えている。男性だと肺がん、胃がんに続いて3位だし、女性は1位だからね。ちなみに乳がん、前立腺がんも増加傾向にあって、これも食生活の欧米化が要因と言われている」

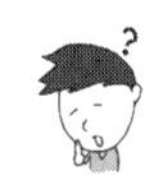
「魚のほうがいいんですか？」

「そうだね。肉の替わりに魚や大豆などでたんぱく質を摂りたい。ちなみに魚に含まれている不飽和脂肪酸（ＤＨＡやＥＰＡ）は発がんリスクを減らす。日本食には肉がなかったから、日本人に大腸がんや乳がんはアメリカなんかに比べて少ない」

「あと先生、ハムとかソーセージの加工肉もよくないと聞いたのですが……」

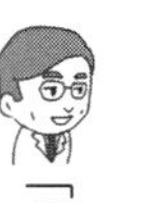
「それも、そんなに気にしないほうがいい」

「それは、どうしてでしょう」

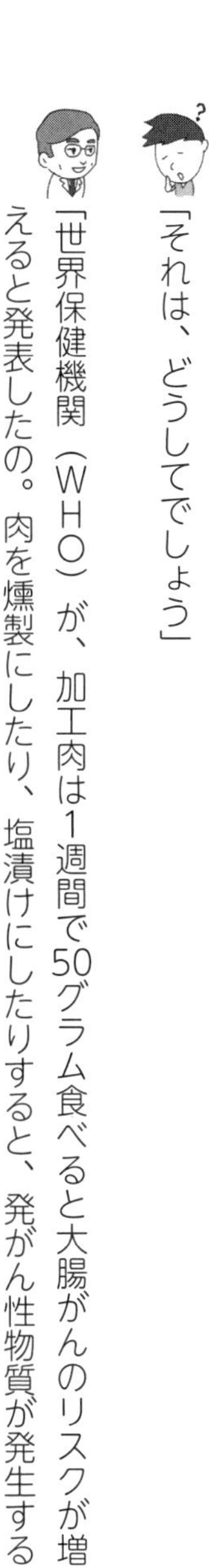
「世界保健機関（ＷＨＯ）が、加工肉は1週間で50グラム食べると大腸がんのリスクが増えると発表したの。肉を燻製にしたり、塩漬けにしたりすると、発がん性物質が発生するからね」

「じゃあ、まずいじゃないですか」

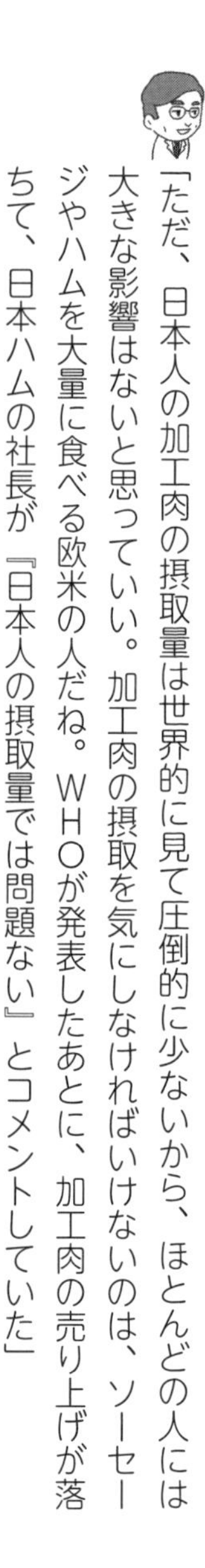

「ただ、日本人の加工肉の摂取量は世界的に見て圧倒的に少ないから、ほとんどの人には大きな影響はないと思っていい。加工肉の摂取を気にしなければいけないのは、ソーセージやハムを大量に食べる欧米の人だね。WHOが発表したあとに、加工肉の売り上げが落ちて、日本ハムの社長が『日本人の摂取量では問題ない』とコメントしていた」

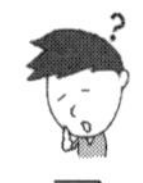

「じゃあ、日本人が一番、気にしなければいけないのは、どんな食べ物なんでしょう」

「塩だね」

「塩……、ですか」

「そう。塩分を摂りすぎると胃がんになるリスクが上がる。**和食はバランスが取れていて非常に健康的なんだけど、唯一の欠点は塩分が多いこと。**日本人は世界的に見ても塩分をかなり多く摂るから、胃がんになる人が多い。逆にアメリカ人は塩分をあまり摂らないから胃がんがほとんどいない」

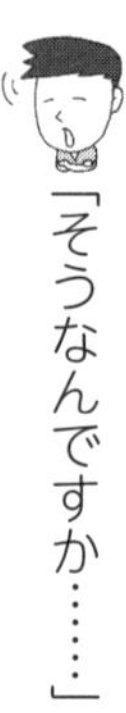

「そうなんですか……」

［図7 都道府県別がんの死亡率ランキング］

出典：国立がん研究センターがん情報サービス「がん登録・統計」2014年

数字は人口10万人あたりの死亡数

がん死亡率が高い都道府県

1位	青森県	98.0
2位	北海道	88.2
3位	鳥取県	87.5
4位	秋田県	86.5
5位	佐賀県	85.9

順位	都道府県	死亡数	順位	都道府県	死亡数	順位	都道府県	死亡数
6位	長崎県	85.3	19位	新潟県	78.5	32位	徳島県	76.5
7位	福岡県	83.9	20位	山形県	78.4	33位	静岡県	76.5
8位	大阪府	83.8	21位	東京都	78.4	34位	奈良県	75.8
9位	和歌山県	82.2	22位	高知県	78.4	35位	石川県	75.8
10位	島根県	81.1	23位	群馬県	78.3	36位	岐阜県	75.6
11位	茨城県	80.5	24位	神奈川県	78.1	37位	大分県	75.3
12位	栃木県	79.5	25位	福島県	77.9	38位	香川県	75.0
13位	岩手県	79.1	26位	山口県	77.4	39位	山梨県	74.4
14位	埼玉県	79.0	27位	愛知県	76.9	40位	広島県	74.4
15位	兵庫県	79.0	28位	千葉県	76.6	41位	富山県	74.1
16位	鹿児島県	78.9	29位	岡山県	76.6	42位	熊本県	73.6
17位	京都府	78.6	30位	宮城県	76.5			
18位	愛媛県	78.5	31位	沖縄県	76.5			

がん死亡率が低い都道府県

43位	宮崎県	73.1
44位	福井県	72.1
45位	滋賀県	71.9
46位	三重県	70.8
47位	長野県	68.3

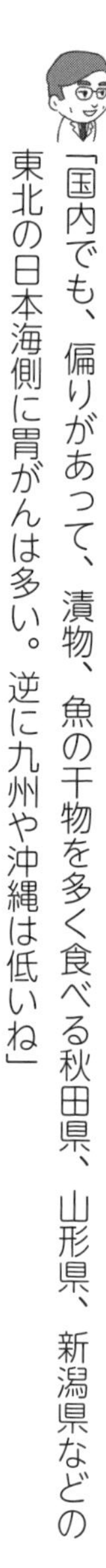

「国内でも、偏りがあって、漬物、魚の干物を多く食べる秋田県、山形県、新潟県などの東北の日本海側に胃がんは多い。逆に九州や沖縄は低いね」

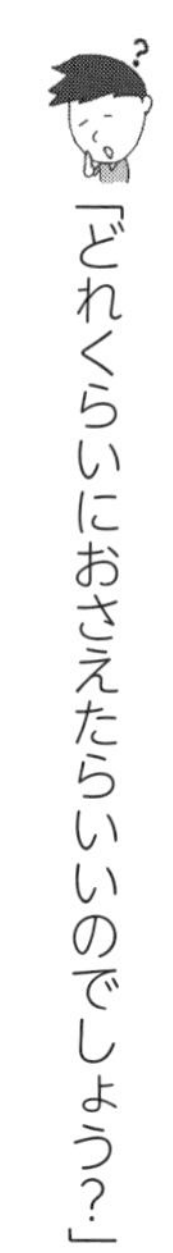

「どれくらいにおさえたらいいのでしょう?」

「厚労省が発表した２０１３年の１日当たりの平均塩分摂取量は、男性で１１・１グラム、女性で９・４グラム。それで目標値は男性が８・０グラム未満、女性が７・０グラム未満」

「いまより、１／４くらいは減らさないといけないってことですね」

「でも、実はね、世界保健機関（ＷＨＯ）は5グラム未満を推奨しているの。つまり**日本の目標値は世界の目標値よりだいぶ甘い**ということ。それだけ島国の日本は塩分と関係の深い食生活が定着してしまっているの。塩分を摂りすぎると、胃がんだけじゃなく、高血圧になって心筋梗塞や脳卒中にもなりやすいから、気をつけたほうがいい」

塩分の摂取量と目標値

・日本人の1日あたり塩分摂取量……男性で11・1グラム、女性で9・4グラム
・日本人の目標値（18歳以上）……男性8・0グラム未満、女性7・0グラム未満
・WHOの基準値……男女ともに5グラム未満

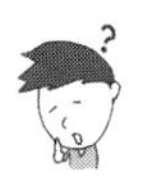

「塩分が多い食べ物って干物とかですか」

「そうだね、塩鮭、たらこ、干物、梅干、いくらなど塩分の多い食べ物を減らす。あとはラーメンのスープも全部は飲まないようにするべき」

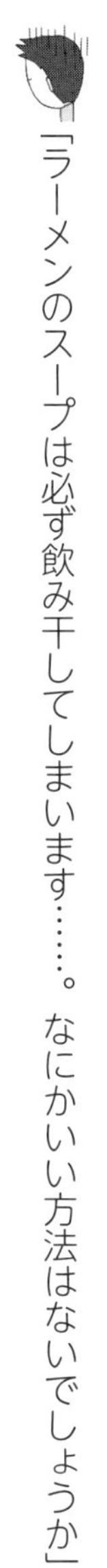

「ラーメンのスープは必ず飲み干してしまいます……。なにかいい方法はないでしょうか」

「基本的には減塩を心がけるしかないんだけど、塩分を減らすために、汁物はだしを濃くして薄味にする、**野菜や果物に多く含まれているカリウムは塩分を体内から排出するから極力摂るようにする。**あとは水を飲むとかして工夫すること。それと、胃がんは、喫煙に

よる影響もあるから、塩辛いものが好きな人は、たばこは絶対吸わないようするとか、がんリスク全体で考えるようにしたほうがいい。あとはピロリ菌を検査すること。ピロリ菌に胃が感染するとがんのリスクが大幅に上がるからね。絶対、病院で検査してもらったほうがいい。（ピロリ菌の検査についてはP119）」

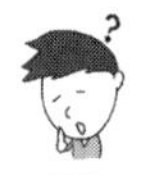

「辛いものは食べてもいいのでしょうか」

「東南アジアで香辛料を多く摂る国に胃がんが多い傾向があるけど、日本人の平均的の摂取量だったら問題ない」

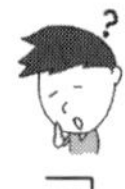

「砂糖はどうなんでしょう？」

「がんと砂糖は直接の関係はなくて、日本人の平均的な摂取量だと問題ない。ただ、糖尿病の人はがんになりやすいと最近わかってきたから、糖分を摂り過ぎないようにね。当たり前の話だけど」

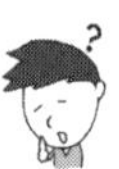

「じゃあ、魚のこげはどうなんでしょう。あれは食べたらがんになるんですよね」

「よっぽど食べないとならないね」

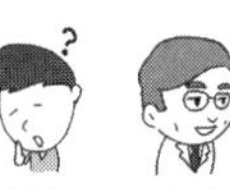

「よっぽどってどれくらいですか？」

「1トンくらい」

「1トンですか……!?」

「そう。動物性たんぱく質がこげると発がん性物質が発生するんだけど、ごく微量なものだから、大量に摂取しないとがんにはならない。要するに、肉や魚のこげを食べてがんになる可能性は限りなくゼロに近い。実際マウスにこげを食べさせる実験をしても、がんにはならなかった。だから、魚のこげは安心して食べていいね」

「そうなんですか……。日本人のほとんどの人が魚のこげを食べるとがんになると思ってますよ。なぜこんなことになったのでしょう」

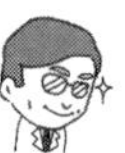

「昔、国立がんセンターの偉い先生が、『こげを食べるとがんになる』と発表して、世界的に有名になったんだけど、ほとんど影響がないことがあとからわかったの。だからがん研究センターのホームページには昔、『がん予防のためにこげを食べない』って書いてあったけど、今は消えてる。その先生はノーベル賞級の大発見だと信じて、突っ走ってしまったんだろうね」

「え……」

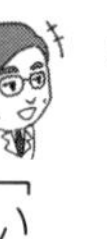

「いつの時代にも、研究上の勇み足はおこる。たしか最近もいたよね。そういう女の人」

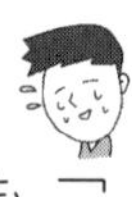

「……。えーと、話を戻しまして……、先生が『これだけは口に入れない』と決めているものはありますでしょうか」

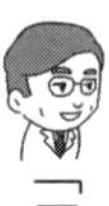

「マーガリンは絶対食べないね。液体の植物油を無理に固めてトランス脂肪酸を作っているから。私は自然食品のバターにしている」

【まとめ】

・肉を食べる日を週2〜3日におさえる
・塩分の摂りすぎは、胃がんのリスクを上げるので、減塩をこころがけ、野菜や果物を摂ること
・魚のこげは気にせず食べていい

アメリカが国家予算をかけて調べた、がん予防に最も効く食べ物とは?

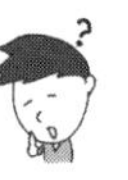

「逆に、予防のために食べたほうがいいものってあるんでしょうか」

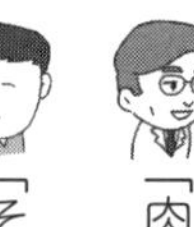

「肉や野菜、魚などをバランスよく食べて、塩分を抑えることだね」

「それはわかるんですけど、ないんですかね? これを食べるとがんにならないみたいな食材は。たとえばインドの山奥にある、100歳まで生きる長寿の村に伝わる神の食材のようなものです」

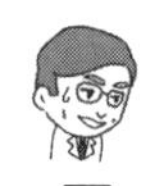

「あのさ、君、世界で一番長寿の国がどこだか知ってる?」

「世界一の長寿……? 日本ですか?」

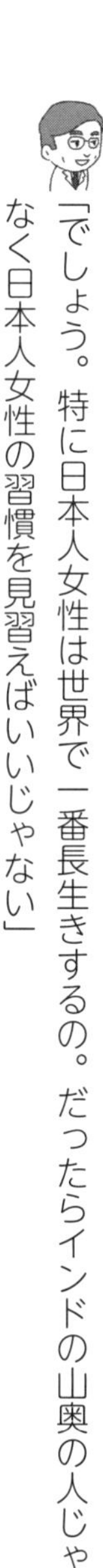
「でしょう。特に日本人女性は世界で一番長生きするの。だったらインドの山奥の人じゃなく日本人女性の習慣を見習えばいいじゃない」

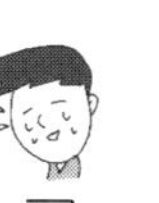
「……。なぜ、女性のほうが男性より長生きなんでしょうか」

「まあ、酒とたばこだろうね。男性に比べてたくさん飲む人も喫煙者も少ない。だから病気になりづらくて長生きなの。これからはどうなるかわからないけど。だからたばこをやめて酒を減らせばいいんだよ」

「うーん、それはわかったんですけど、もっと予防したいんですよ。これを食べたらがんにならない、ってやつはないんですか」

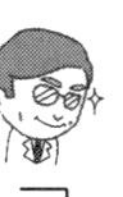
「ないね。基本的に何かを食べたら、絶対がんにならないものなんてない。もしそんな食べ物があったら、がんなんてなくなってるよ」

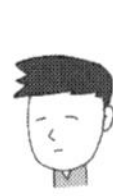
「でも、たまに本屋で見かけるんですよ。このスムージーを作って毎日飲み続ければがんが消えるみたいなやつ」

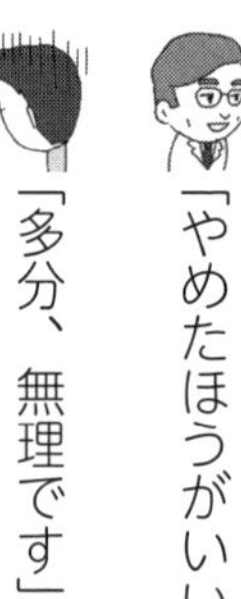

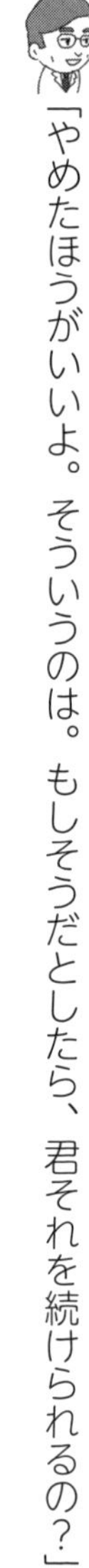

「やめたほうがいいよ。そういうのは。もしそうだとしたら、君それを続けられるの？」

「多分、無理です」

「でしょう。毎日野菜のスムージーを飲むとか、玄米しか食べないとか厳しい食事制限を課す人がいるけど、どうせ守れないんだったら厳しいことは課さないほうがいい。それでストレスを溜めてもしょうがないからね。できることをやっていくべき。だから、やっぱり和食を中心にして、おいしいものを食べて、日ごろが食べたいものを食べる。それで、しっかり癒されること」

「じゃあ、いまのところがん予防に一番効くだろうと考えられてる食品はなんでしょう」

「まあ、1ついえるのは、にんにくだね」

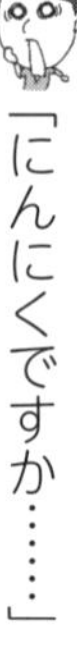

「にんにくですか……」

「デザイナーズフーズプロジェクトというアメリカの国立がん研究所が国家予算

2000万ドルをかけて、がん予防に効く植物性の食品を調査したプロジェクトがあったんだけど、その調査で、**一番重要度が大きいのは『にんにく』という結果が出たの**（図**8**）」

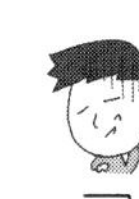

「デザイナーズフーズプロジェクト……。なんかすごそうですね」

「植物は動けないから、さまざまな栄養素を作り出して太陽の紫外線や虫などの外敵から自らを守ってきた。その植物栄養素が『ファイトケミカル』と呼ばれている。ファイトって言うのはギリシャ語で『植物』という意味ね。そのファイトケミカルの種類も量も多いのがにんにくだった。人への予防効果が一番きちんと証明された論文がいくつもある。ドイツだと、にんにくの粉末が動脈硬化の予防や高脂血症（血液に中性脂肪やコレステロールが増加した状態）の治療薬として売られている」

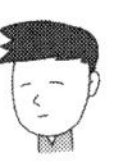

「どれくらい食べるのがいいんでしょう」

「1日にひとかけらでいいね。安いし、変な健康食品よりは断然いいでしょう。僕は生で食べるときついから味噌汁に入れて食べるようにしている。みそなどの発酵食品は体にいい

［図8 デザイナーズフーズピラミッド］

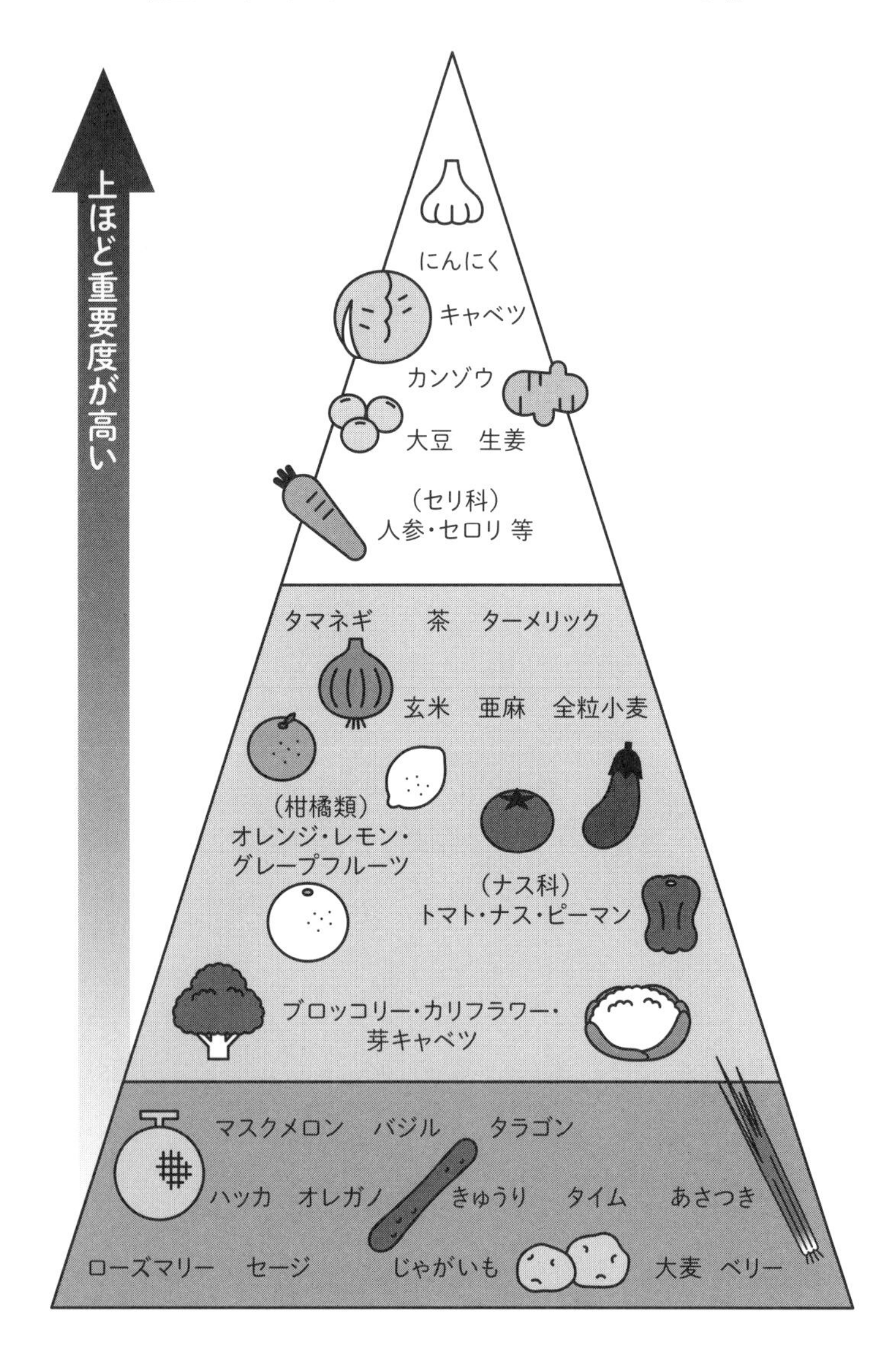

いからね。ちなみに、にんにくのにおいの成分が効くから、無臭にんにくは効かないよ」

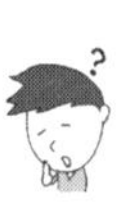

「他にがん予防によい食品はありますか」

「あとはきのこだね。国立がん研究センターと長野のＪＡが協力してがんときのこの関係を調べたの。というのも、長野県はきのこの生産が多く、がんで死亡する人の割合が少なかった。それで、きのこががんの予防に効くんじゃないかと考えて、実際に調査した」

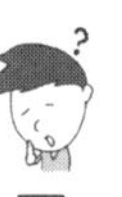

「そしたら、どうなったんですか？」

「**きのこの栽培農家では、通常に比べてがんにかかる率が半分だった。**ベータグルタンという物質が免疫をあげると言われている。もちろんマツタケを毎日はきついけど、えのきやしいたけとか普通のきのこを毎日食べるといいね」

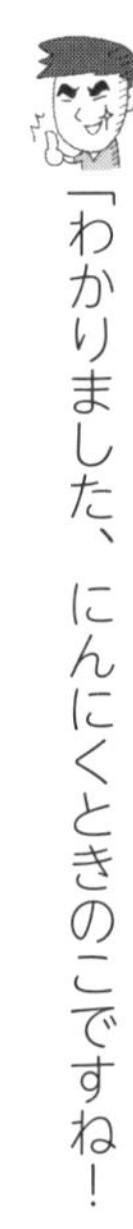

「わかりました、にんにくときのこですね！　他にはないですか？」

「他？　あとはコーヒーかな」

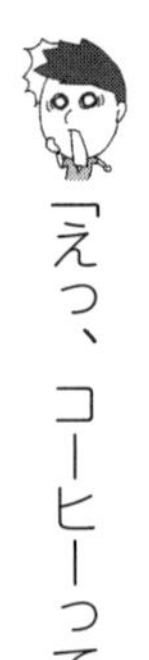

「えっ、コーヒーって体にいいんですか？」

「うん。1日5杯以上飲むと肝臓がんのリスクが76パーセント下がるという国立がん研究センターの調査があった」

「5杯って多くないですか……」

「飲みすぎて胃が荒れたらしょうがないけど、抗酸化作用があるし、1日数杯のコーヒーを飲むことはがん予防になるから、飲むといいよ」

「わかりました！　コーヒーもたくさん飲むようにします」

「でもね、にんにくやきのこだけを食べて、コーヒーを飲んでればいいというものではない。テレビで放送されている断片的な情報に惑わされちゃだめだからね。とにかくバランスのいい食生活が基本だからね」

【まとめ】

・がんの予防には「にんにく」と「きのこ」がいい
・1日に数杯のコーヒーはがん予防になる
・ただし食生活を偏らせないことが大切。「これだけを食べていればがんにならない」ということはない

お酒は全く飲まないより、少し飲んだ方がいい!?

「お酒はどうなんでしょう。やっぱり体に悪いんですよね」

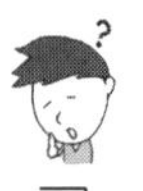

「お酒は心筋梗塞や脳梗塞のリスクを下げるので、全く飲まないよりは少し飲むほうが健康によいとされているね」

「飲まないより、飲んだほうがいいんですか……」

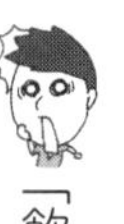

「少しはね。ただ、飲みすぎると、お酒が通る口の中や喉、食道にがんができやすくなる。あとは、お酒を分解する肝臓に負担もかかるから、肝臓がんにもなりやすくなる。さらに、大腸がんや乳がんにも影響する。実際、食道がんの都道府県別のデータを見ると、秋田や新潟、鹿児島など、お酒をたくさん飲む地域ほど発生率が高いことがわかっている」

「なぜ、お酒ががんのリスクを高めるのでしょう」

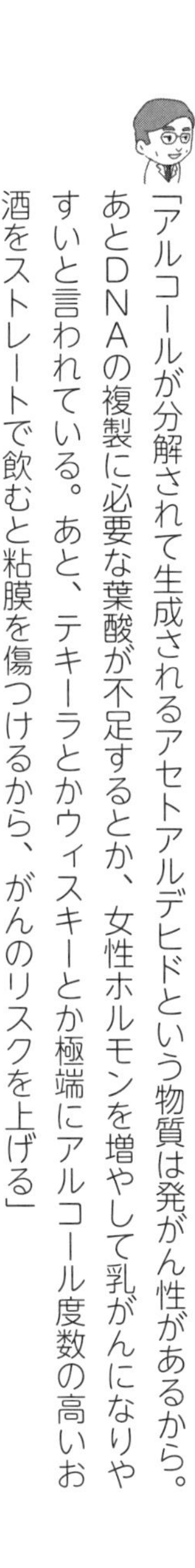

「アルコールが分解されて生成されるアセトアルデヒドという物質は発がん性があるから。あとDNAの複製に必要な葉酸が不足するとか、女性ホルモンを増やして乳がんになりやすいと言われている。あと、テキーラとかウィスキーとか極端にアルコール度数の高いお酒をストレートで飲むと粘膜を傷つけるから、がんのリスクを上げる」

「どれくらい飲むといけないんでしょう」

「ときどき飲酒するくらいならまったく問題ない。国立がん研究センターの調査だと、毎日お酒を飲む人は『ときどき飲む』と答えた人に対して、飲む量が1日2合までで1・2倍、1日2~3合で1・4倍、1日3合以上で1・6倍になる。ちなみにまったく飲まない人も『ときどき飲む』という人に対して1・1倍にリスクは上がる」

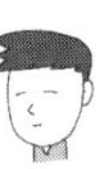

「すいません。『合』っていうのがものすごくわかりにくいんですけど……」

「アルコール量で換算すると、1合は350ミリリットルの缶ビールで約1・5本だね。つまり、**毎日、缶ビールを3本飲んでたら、がんのリスクが約1・2倍、約20パーセント**

アップになるということ。ワインに換算すると、グラス4杯で約20パーセントアップ」

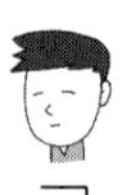

「缶ビールを1日1本飲むくらいだったら問題ないんですね」

「全く問題ない。あと、喫煙者が酒を飲むと余計よくない。喫煙者で、『ときどきお酒を飲む』という人に比べて、2~3合飲む人が約1・9倍、3合以上飲む人が2・3倍になる。つまり、**たばこを吸う人がお酒を飲むと負の相乗効果でリスクがより大きくなる。**さっき話したとおりたばこは副流煙が危険だから、たばこの煙が充満しているような居酒屋に通うのはやめたほうがいいかもね」

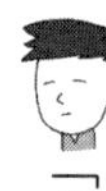

「ちなみに1日にたくさん飲む人と、毎日少しずつ飲む人だとどちらがよくないんですか」

「1日缶ビールが1、2本くらいなら、毎日飲もうが、一度に飲もうがそんなに変わらない。ただ、たくさん飲む人は、毎日飲んでいる人より**休肝日がある人のほうがリスクが下がる。**でも、一番いいのは1日あたり、缶ビール1、2本くらいに抑えておくということだね」

［まとめ］

・飲酒は食道がんや大腸がんなどのリスクを上げるので、1日に1合以内（缶ビール1、2本）におさめる
・喫煙者がお酒を飲むと、よりリスクが大きくなる
・たくさん飲む人は、（同じ量でも）お酒を飲まない休肝日をつくったほうがいい

えっ、太っているよりも、やせているほうが危険!?

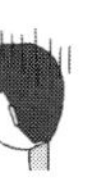

「最近、ストレスのせいか、揚げものばかり食べてしまい、お腹が出てきたのですが、太っていると、がんになりやすいのでしょうか?」

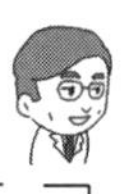

「がんに限らず肥満は健康によくないよね。糖尿病や高血圧になる可能性が高く心臓や脳に負担を与える。ただね、やせてればいいってものじゃないの」

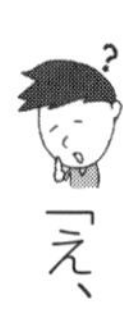

「え、そうなんですか?」

「BMIという体格を表す指数があるんだけど、この数値を元に体型とがんの関係を調査したら、太っているとがんになりやすいんだけど、やせすぎていてもがんになりやすいことがわかったの(**図9**)」

［図9 BMIとがん死亡の関係］

国立がん研究センターホームページより抜粋

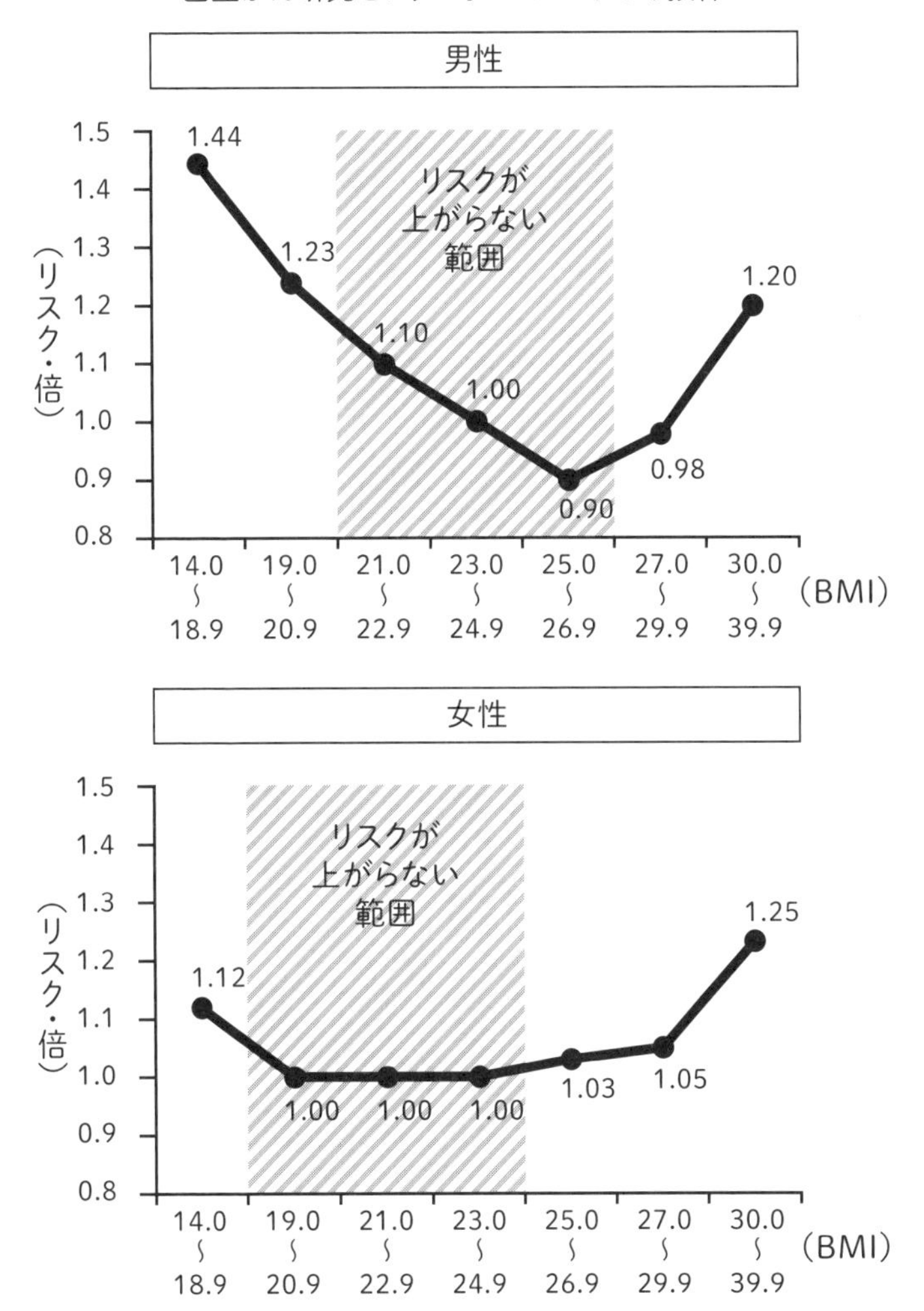

※男性は1999年から16万人を、女性は2001年から19万人を追跡調査

肥満指数「BMI」とは

BMI ＝ 体重（kg）÷（身長（m）×身長（m））

例）170センチ　60キロの場合
60÷（1・7×1・7）＝約20・8

「グラフを見てもらえばわかるんだけど、BMIの値が高すぎても低すぎてもリスクが上がる。つまり、やせすぎも太りすぎもよくないということ。ただね、男性の一番リスクが低いBMI25〜27というのは、身長167センチでいうと、72・5キロぐらいだから、一般人の感覚だとちょっと太めくらいだよね」

「たしかにそうですね」

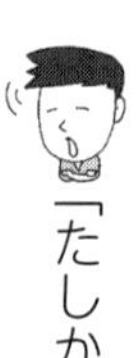

「現代人はダイエット信仰が強いから健康に問題ない体型でも、すぐやせようとしてしまう。でもデータが示すとおり、**糖尿病でもない限り、多少太っていても気にしないでい**

い。無理にダイエットすると、体に負担がかかるから」

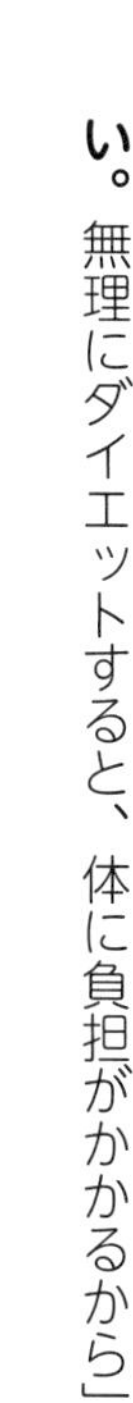

「でも、運動はしたほうがいいですよね」

「運動をすることによってがんのリスクを低下させることは間違いない。肥満を防止できるし、免疫系も活発になるからね。がん細胞を殺してくれる『ナチュラルキラー細胞』も運動をしないと、元気じゃなくなることがわかってる」

「ナチュラルキラー細胞……。何でしょう、その怖そうな名前の細胞は」

「ナチュラルキラー細胞はがん細胞を殺してくれる免疫細胞（リンパ球の一種）。最初のほうで話した警察官のことだね。だからがん予防には、絶対がんばってもらわないといけない。でも、運動をしてないと、その細胞が元気になってくれないの」

「やっぱり運動が大事なんですね。僕も今マラソンが流行ってるから、ランニングを始めようと思っているんですよ。できればホノルルマラソンとかも挑戦したいんです。それかトライアスロン」

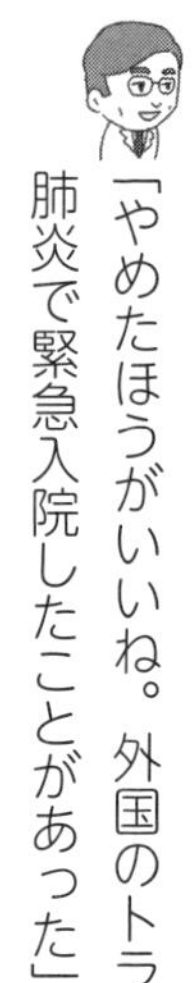

「やめたほうがいいね。外国のトライアスロンのレースに出た人が、帰国した直後に重い肺炎で緊急入院したことがあった」

「えっ!?」

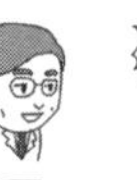

「運動したほうがいいと言っても、厚労省が推進してる基準だと、毎日ちょっとした運動をして、週1回くらい軽く汗をかく程度の運動でいいの。つまり1日トータルで1時間くらいのウォーキングができれば充分」

健康づくりのための身体活動基準　2013　厚生労働省

『歩行又はそれと同等以上の身体活動を毎日60分行う』さらに『息が弾み汗をかく程度の運動を毎週60分行う』

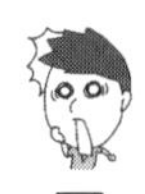

「そんなもんでいいんですか」

「うん。だから毎日一駅分を歩くとか、車を使わないで買い物に行くとかその程度のことをやれば、1日に必要な運動量は稼げてしまう。逆にマラソンとか、激しい運動はよくない。活性酸素をためて細胞を傷つけてしまうし、心臓にも負担をかける。リンパ球（警察官）が不活性になって、免疫系も弱めてしまう。トライアスロンなんかは本当によくないね」

「……。ちなみにストレスはがんになりやすいですか」

「ストレスががんの原因になるかどうかは証明されてない。たとえば『上司が嫌な人で会社に行きたくない』『旦那とけんかばかりしている』こんなストレスがたまるようなことがあったとしても、感じ方が人によって違うから数値化するのが難しい。だから、なかなか調査ができないの」

「まあ、たしかにそうですね」

「同じように、性格とがんの相関も認められていない。僕が1万人くらい診てきた中には、暗い人もいたし、陽気な人もいた。先に紹介したハーバードの論文でもがんの原因の中にストレスや性格は入ってない。もちろん関係が絶対ないとは言い切れないけど、喫煙とか食生活に比べたら、はるかに影響が小さいと思っていい」

【まとめ】

・太りすぎも、やせすぎもがんのリスクを上げる
・適度な運動はがん予防になるが、運動のしすぎは免疫力を下げる
・ストレスや性格の影響はいまのところわかっていない

若くても乳がんになってしまうのはなぜ？

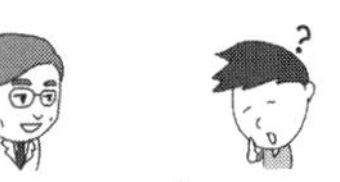

「最近、若くして乳がんになってしまう人のニュースをよく見る気がするのですが、若い人の乳がんは増えているんでしょうか？」

「増えてるね。君の言うとおり30代、40代の比較的若い世代で増えている。40代女性に限って言えば、がんの死亡率では一番多いのが乳がん」

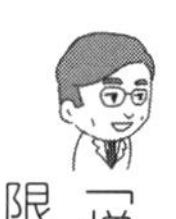

「どうして増えているのでしょう？」

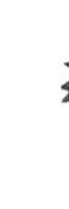

「まず、前提になるのは、乳がんはエストロゲンという女性ホルモンが大きく影響しているということ。この**女性ホルモンが分泌される量が多かったり期間が長かったりすると乳がんになりやすい**」

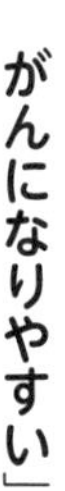

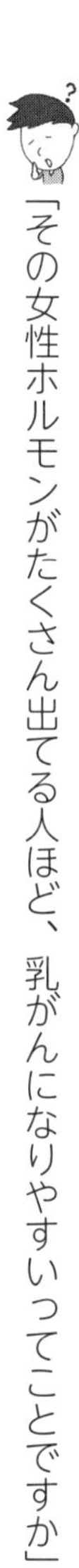

「その女性ホルモンがたくさん出てる人ほど、乳がんになりやすいってことですか」

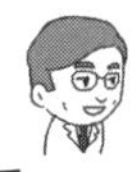

「大雑把に言うとそう。それで、乳がんが増えた理由の一つは食生活の欧米化が進んできて、**初潮の時期が早まり、その分、女性ホルモンにさらされる期間が長くなって、若いうちに乳がんになる人が増えた**」

乳がんの増加理由

食生活が欧米化したり、社会環境が変化した

↓

女性ホルモンにさらされる期間が長くなった

↓

乳がんになりやすくなる

「もう一つは、晩婚化、未婚化の影響。昔は一人の女性が何人も子供を産むのが当たり前だった。女性は出産するとしばらく閉経して、その間は女性ホルモンが減る。でも時代の変化で、今は一人の女性がそんなに子供を産まなくなった。事情があって子供を産まない人もいる。子供を産まないということは閉経期間が短くなるということだから、女性ホル

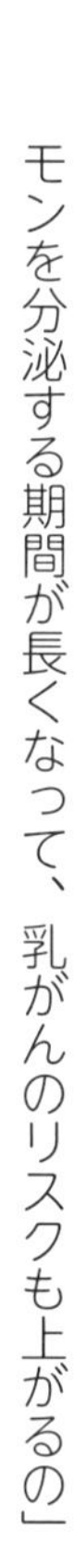

モンを分泌する期間が長くなって、乳がんのリスクも上がるの」

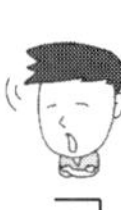

「なるほど……。社会が変化してくると、なる病気も変わってくるってことですね……」

「そうだね。あと、経口避妊薬（ピル）とか、女性ホルモンを注射するようなことをすると、体内の女性ホルモンのレベルを上げることになるから、リスクが高まる。それと飲酒はエストロゲンを増やすから、同じくリスクを高める。少し飲む分には問題ないけど飲みすぎは控えたほうがいいね」

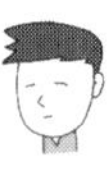

「では、乳がんを予防するにはどうしたらいいのでしょう」

「大豆に含まれているイソフラボンを摂取するとリスクを下げると言われていて、味噌汁を1日3回飲むと、乳がんになりづらいという調査結果がある。あとは、授乳もリスクを下げることがわかっている」

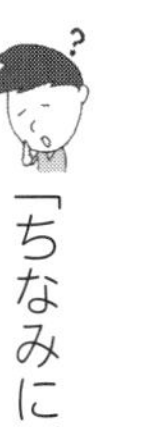

「ちなみに以前、ハリウッド女優のアンジェリーナ・ジョリーが遺伝子検査で、将来乳がんになる可能性が高いから乳房を切除した、というニュースがあったじゃないですか？」

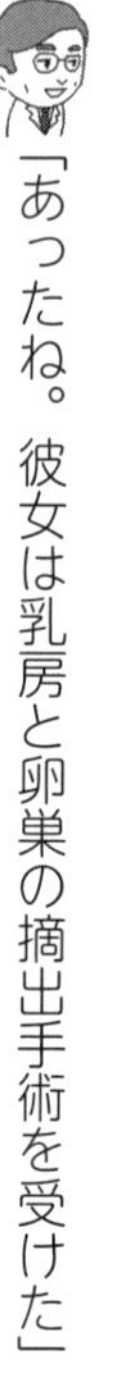

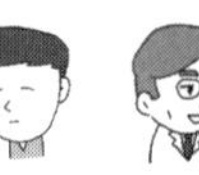

「あったね。彼女は乳房と卵巣の摘出手術を受けた」

「ということは、日本人でも同じ遺伝子を持っていたら、同じように手術を受けたほうがいいものでしょうか」

「彼女が摘出に踏み切ったのは、乳がんのリスクを高める『BRCA1』という遺伝子変異（細胞のコピーミスにより遺伝子が変わってしまうこと）を持っていたから。この遺伝子変異はユダヤ系の人が持っていることが多くて、日本人にも持っている人はいる。じゃあ日本人が遺伝子検査してその遺伝子変異を持っているからって、**予防のために切除するのはやりすぎだよね。**日本人が乳がんになる確率は欧米の人に比べたらかなり少ないからね」

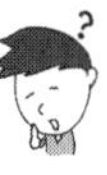

「先生、そもそも遺伝子検査は有効なものなのでしょうか」

「まだ精度が高いとはいえないね。遺伝子の配列は完全に解析されたんだけど、『**この遺伝子があるから、この病気になる**』**というのは、あまり解明されていない**の。いまはネットでキットを購入して唾液を採取して送るだけだから、遺伝子検査を気軽に受けられるようになった。でも、同じ人でも複数の会社の遺伝子検査を受けると、違う検査結果が出てくるなんて話もよく聞く」

「あまり、正確ではないんですね……」

「そう。ただ、それは現段階でのことで、病気と遺伝子の関係は今後、明らかにされていくのは間違いない。だから、今は参考程度の情報だけど、将来は予防するための貴重な情報になるだろうね」

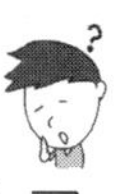

「先生。もし、乳がんになったとしたら、温存したいという方が多いかと思うのですか、切除したほうがいいのですか」

「やはり残さずに切り落としてしまったほうが、生存率が高い。それでも、女性は残したい人が多いので、温存を選択したい人もいる。そういうときにおすすめするのは、患部だけ切り取り、乳房を温存したあとに、乳房全体へ放射線を照射すること。そうすれば生存率はほとんど変わらないし、副作用はあまりない」

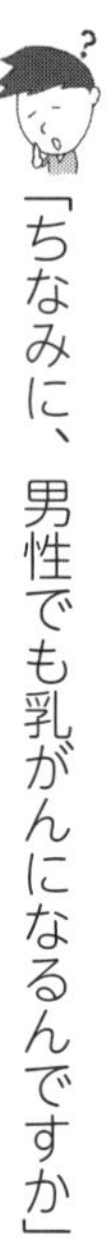

「ちなみに、男性でも乳がんになるんですか」

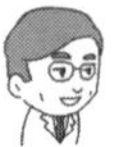

「なる。ただし、かなり少なくて、私は二人しか見たことない。ほとんど気にしなくていいと思う」

【まとめ】

・乳がんはエストロゲンという女性ホルモンの影響を受ける
・食生活の欧米化、晩婚化の影響で若い人の乳がんが増えている
・お酒を飲みすぎないようにして大豆などに含まれるイソフラボンを摂るようにする
・遺伝子検査は、まだ精度が高くない

検診編

健康診断でがんが見つかった場合は ほとんどが進行がん

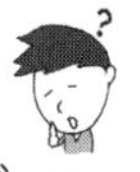

「いままで、予防することをお聞きしてきましたが、どんなに生活習慣に気をつけたって、がんになることはあるんですよね？」

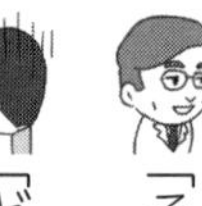

「そうだね」

「どうしたらいいんでしょう？」

「とにかく、初期の状態で見つけることだね。そうすれば、治す手段はいくらでもある。実際、ステージ別の生存率をみると、ステージ1の10年生存率は高い（**図10**、ステージについてはP167）。逆に言うと、遅く見つければ見つけるほど、治しにくくなるし、体の負担も経済的な負担も増えて、家族の負担も増える」

［図10 がんの種類別10年生存率］

	ステージ				全体 （　）は5年
	1	2	3	4	
食道	64.1	36.9	15.4	4.8	29.7 (38.1)
胃	95.1	62.7	38.9	7.5	69.0 (70.9)
結腸	98.6	85.2	74.8	8.7	70.6 (72.0)
直腸	94.1	83.3	63.0	6.0	68.5 (72.2)
大腸	96.8	84.4	69.6	8.0	69.8 (72.1)
肝臓	29.3	16.9	9.8	2.5	15.3 (32.2)
胆嚢（たんのう）・胆道	53.6	20.6	8.6	2.9	19.7 (23.6)
膵臓（すいぞう）	29.6	11.2	3.1	0.9	4.9 (6.5)
喉頭（こうとう）	93.9	63.0	53.0	54.1	71.9 (81.2)
肺	69.3	31.4	16.1	3.7	33.2 (39.5)
乳房	93.5	85.5	53.8	15.6	80.4 (88.7)
子宮頸（しきゅうけい）	91.3	63.7	50.0	16.5	73.6 (78.0)
子宮体	94.4	84.2	55.6	14.4	83.1 (83.8)
卵巣	84.6	63.2	25.2	19.5	51.7 (59.2)
前立腺	93.0	100	95.6	37.8	84.4 (87.4)
腎・尿管	91.3	76.4	51.8	13.8	62.8 (65.9)
膀胱（ぼうこう）	81.4	78.9	32.3	15.6	70.3 (74.1)
甲状腺	100	100	94.2	52.8	90.9 (92.4)
全体	86.3	69.6	39.2	12.2	58.2 (63.1)

※単位は%　国立がん研究センターによる

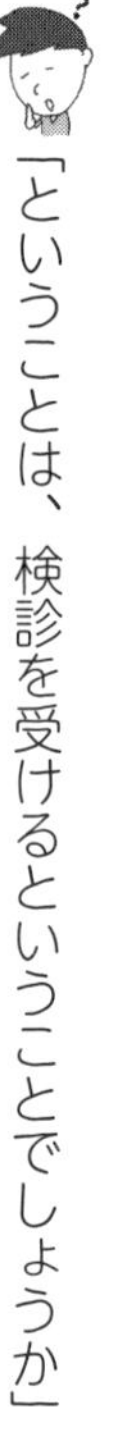

「ということは、検診を受けるということでしょうか」

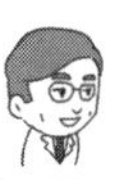

「そうだね。さっきも話したけど、がんは恐ろしいことに症状が出てから病院に行くと、ほとんど進行がん。だから定期的に検診を受けるしかない。でも、日本のがん検診の受診率は極端に低い。欧米だと受診率が7割から8割なのに対し、日本は2割から3割」

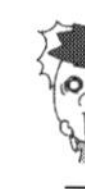

「そんなに少ないんですか？」

「特に女性の受診率が低くて乳がん検診は2割。こんなに騒がれているのに数年前からあまり増えていないの。がん保険に入っている人は多いのにね。もちろん、がんになったあとのことを考えておくことも大切だけど、**がんにならないようにすることのほうがもっと大切**」

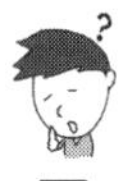

「健康診断じゃだめなんですか？」

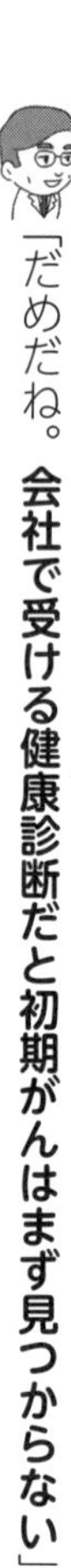

「だめだね。**会社で受ける健康診断だと初期がんはまず見つからない**」

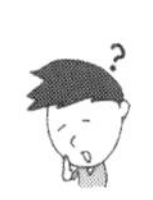

「じゃあ、人間ドックですか？」

「人間ドックを受ければ、がんが見つかると思っている人も多いけど、検査の内容によっては、人間ドックでもがんは見つからない。もっと言えば、**日本でやっている一般的な人間ドックの検査だと、初期のがんはなかなか見つからないと思っていい**」

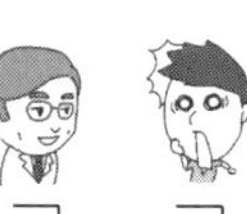

「え？　人間ドックでも見つからないんですか」

「そう。人間ドックを受ければいいというものじゃないの。どんな検査を受けるかにかかってる。だから効果的ながんの検査をうけるべきだね」

「……。行こう行こうと思ってるんですけど、ついつい後回しになってしまうんですよね」

「現代人は、普段、野菜食べないで栄養が偏っていたり、運動不足でストレスも抱えているでしょう。そんな生活してるんだもん。年に半日くらいは自分の体に向き合う時間をつくったっていいんじゃないの。何よりも大切な自分の体でしょう。それくらいはやってあげないと」

【まとめ】

・健康診断で初期がんは見つかりにくい。見つかった場合はほぼ進行がん
・人間ドックも検査内容によってはがんが見つからないこともある
・1年に1回は自分の体に向き合う日をつくり、がん検診にいく

絶対受けたいがん検診はこの3つ！

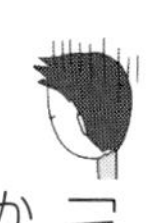

「でも先生、検診って名前が難しいし、いろいろ種類があって、何をどう受ければいいのかわからないんですよね……」

「まあ、その気持ちはわかるよ」

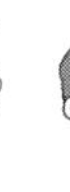

「まず、どれくらいのペースで受ければいいんでしょう。行くのが面倒なので、一回細かく調べて、もし異常がなかったら、5年くらいは受けなくていいんでしょうか」

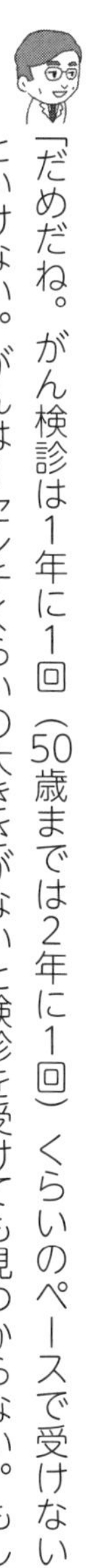

「だめだね。がん検診は1年に1回（50歳までは2年に1回）くらいのペースで受けないといけない。がんは1センチくらいの大きさがないと検診を受けても見つからない。もし君の体に小さながんがあったら、5年も放っておいたらだいぶ大きくなってしまう」

「え？　ということは、もし自分に小さながんがあって、検査を受けても、異常なしになるんですか」

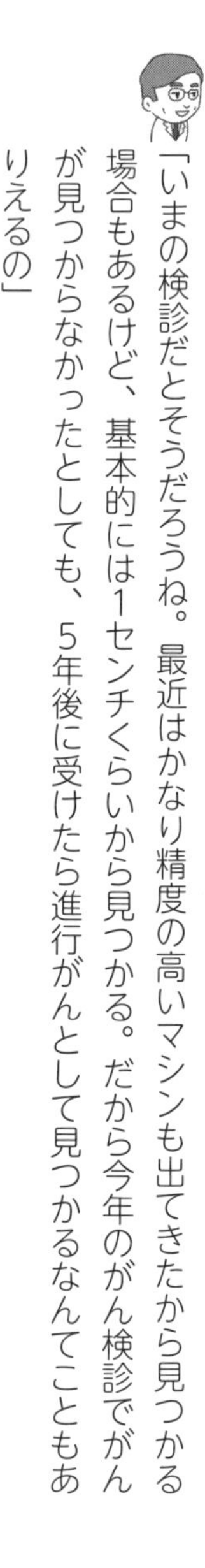

「いまの検診だとそうだろうね。最近はかなり精度の高いマシンも出てきたから見つかる場合もあるけど、基本的には1センチくらいから見つかる。だから今年のがん検診でがんが見つからなかったとしても、5年後に受けたら進行がんとして見つかるなんてこともありえるの」

「……。じゃあ、どんな検診を受ければいいんでしょう?」

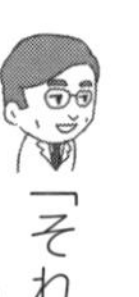

「それを考えるには、まず日本人に多いがんをおさらいする。このランキングをみると、トップ3は男女ともに肺がん、胃がん、大腸がんだよね?(**図11**)」

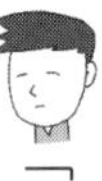

「順番は違いますが男女で一緒ですね」

「だから、**『肺』『胃』『大腸』この3つを検査すれば死因となる約4~5割のがんを検査できることになる。**それにプラスして、負担のないエコーで肝臓、胆のう、すい臓あたりを検査すれば、だいたいのがんの検査は網羅できる。女性の場合はこれに、乳がん、子宮が

[図11 がん部位別死亡数]

(厚生労働省「人口動態統計」2014)

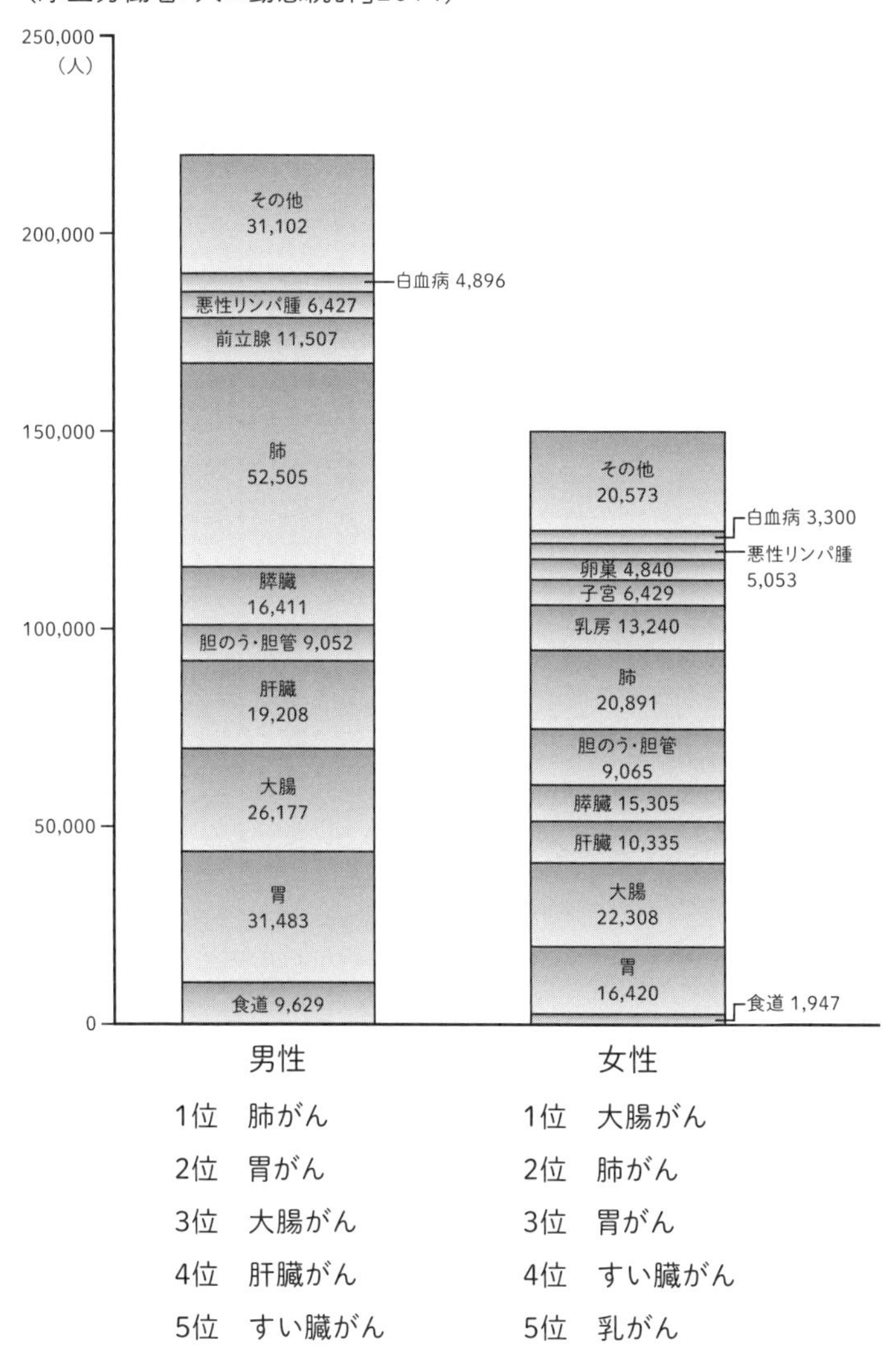

ん、卵巣がんなどの婦人科系の検査をプラスすればいい。これだけでは充分ではないという医者もいるかもしれない。でも、日本人のがん検診の受診率は極端に少ないからこそ、まずは検査にいくことが大切」

［まとめ］

・がんが小さい状態で検査を受けても「異常なし」と診断されることがある
・主要ながんを中心に検査を受ける

部位別、正しいがん検診！

「じゃあ、ここから部位別に検査方法を説明していく」

肺がんの検査

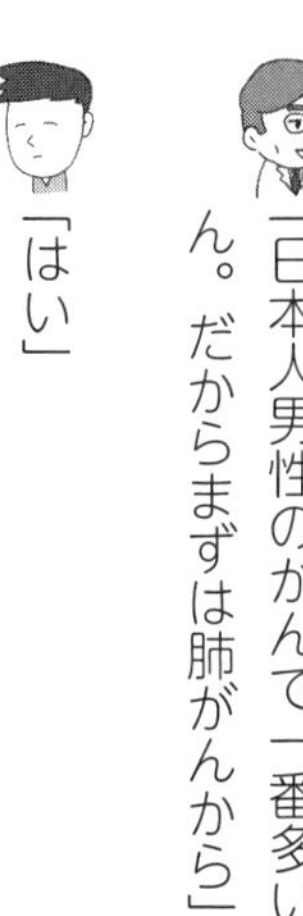

「日本人男性のがんで一番多いのは肺がん。ちなみに世界でもっと死亡者が多いのも肺がん。だからまずは肺がんから」

「はい」

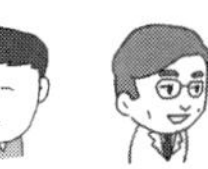
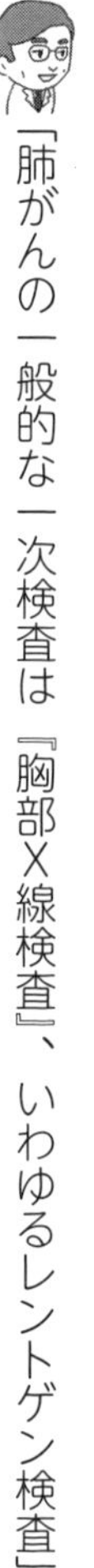

「肺がんの一般的な一次検査は『胸部Ｘ線検査』、いわゆるレントゲン検査」

「健康診断でよくやる、機械に胸をつけて撮影するやつですよね」

「そう。だけどこの検査では小さながんは見つけられない。あと肺の心臓や血管の陰に隠れている部分が正確に見えないから、初期がんは見つけにくい。だから、胸部のＣＴ検査を受けるべき」

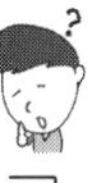

「ＣＴ検査とレントゲン検査はどう違うのでしょう？」

「どっちもＸ線という放射線を当てる検査なんだけど、レントゲンはＸ線を一方向から当てるので平面的な画像になる。でもＣＴはいろんな方向から当てるから、体を輪切りにした断面の画像を何枚も撮る。だから小さながんも見つけやすいの（**図12**）」

[図12 レントゲン検査とCT検査]

レントゲン検査

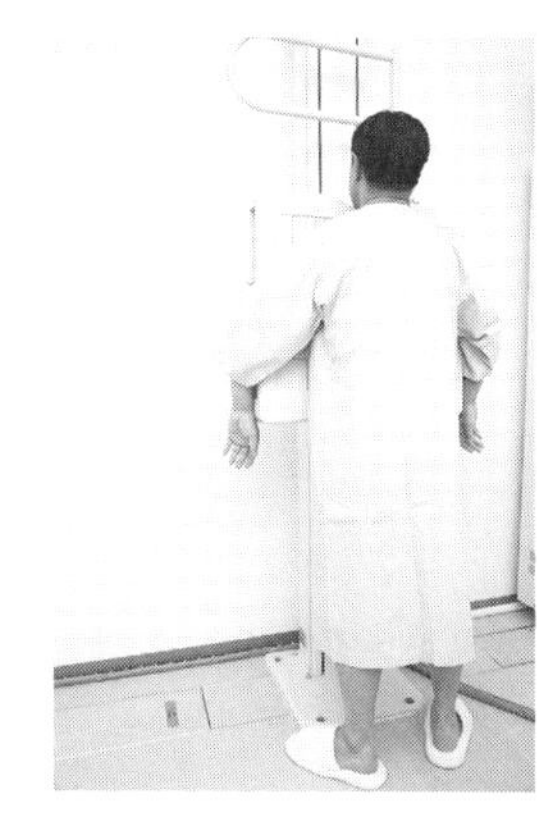

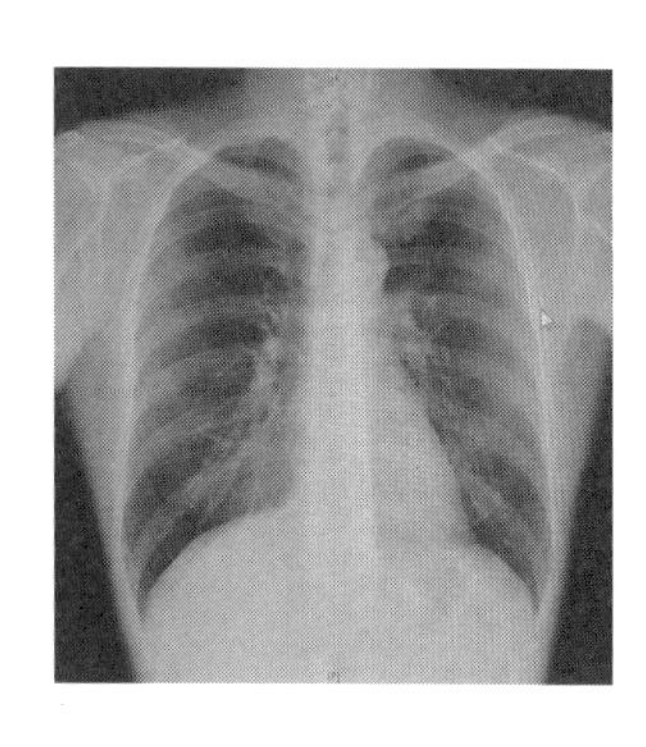

➡ 写真を1枚撮る

CT検査

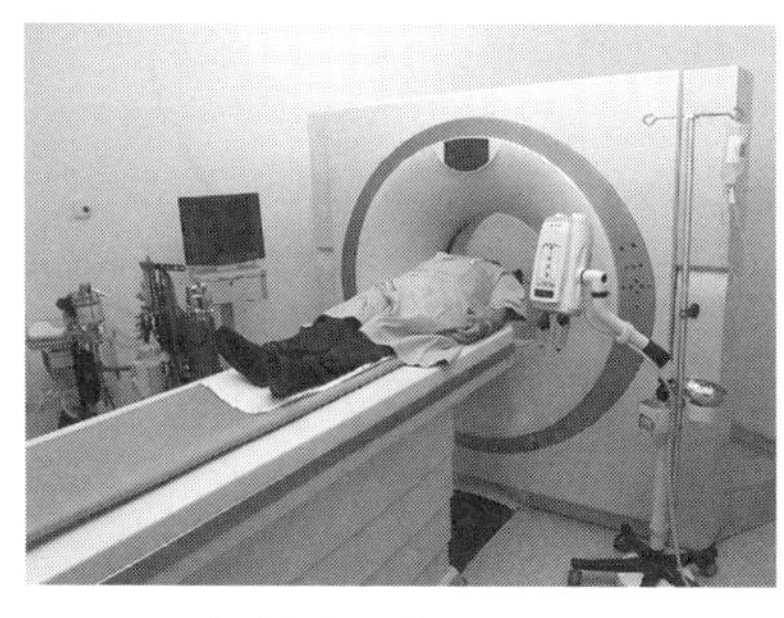

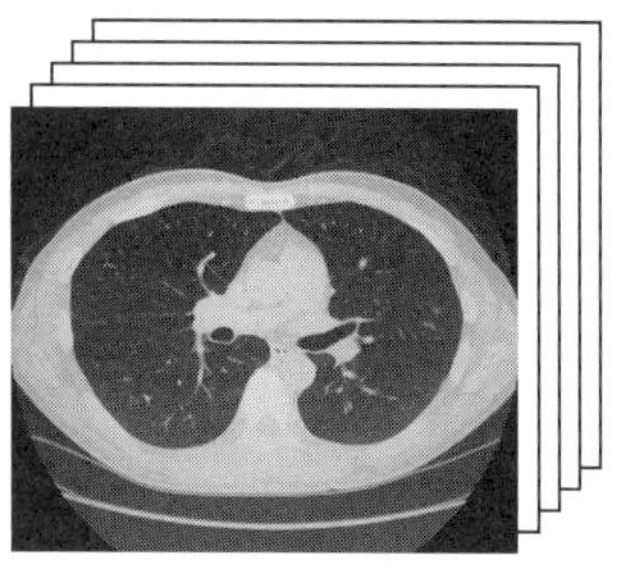

➡ 体内を輪切りにした断面の画像を何枚も撮る

胃がんの検査

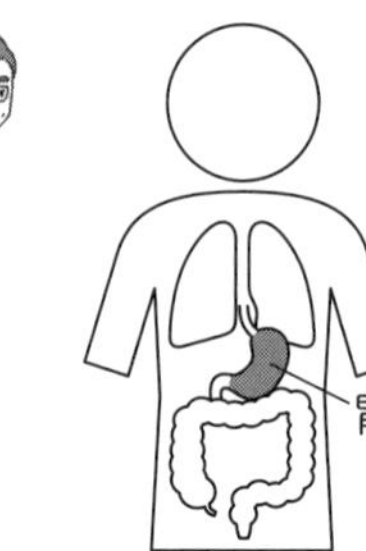

「次に胃がん。一般的な胃がんの検査は、バリウム検査（**図13**）」

「受けたことあります。バリウムを飲んでゲップが出ないようにこらえながら、診察台の上をまわったりするんですよね。あれ、無理ありますよね。逆さにされた状態で『一回転してください』とか言われるんですよ」

「そうだね。たまにけが人もでてる」

「けが人ですか……」

[図13 バリウム検査]

診察台の上を回転し胃の内壁にバリウムを滑らせる

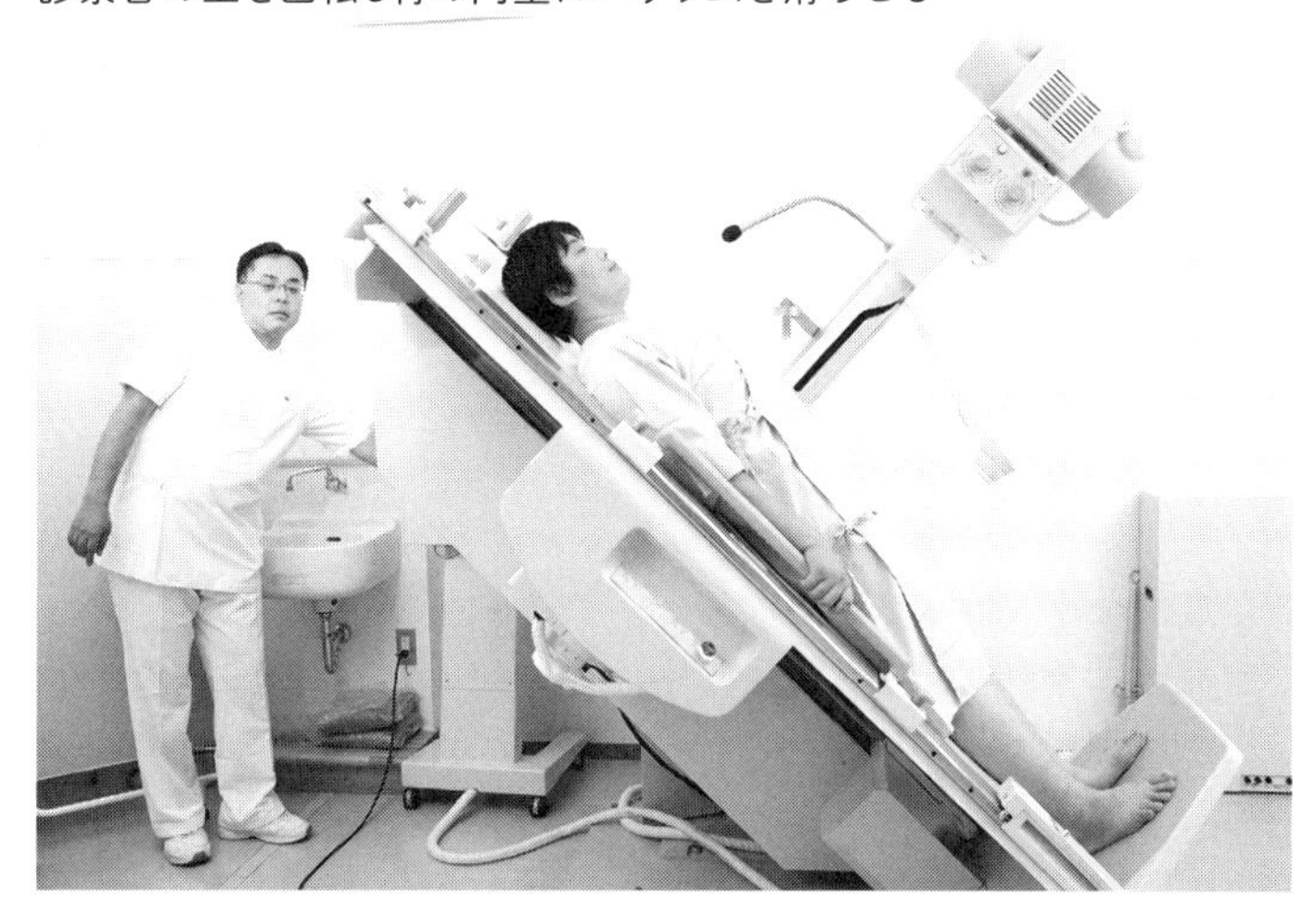

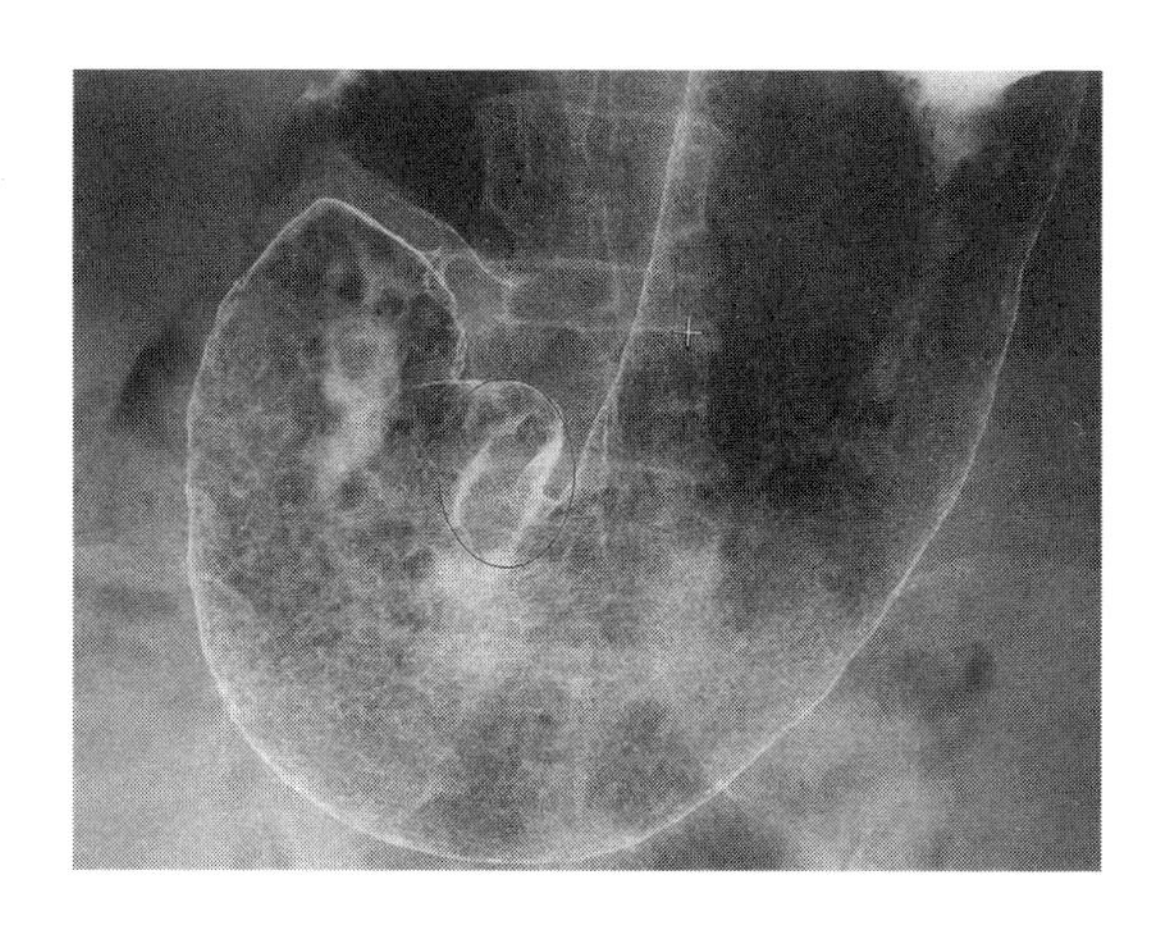

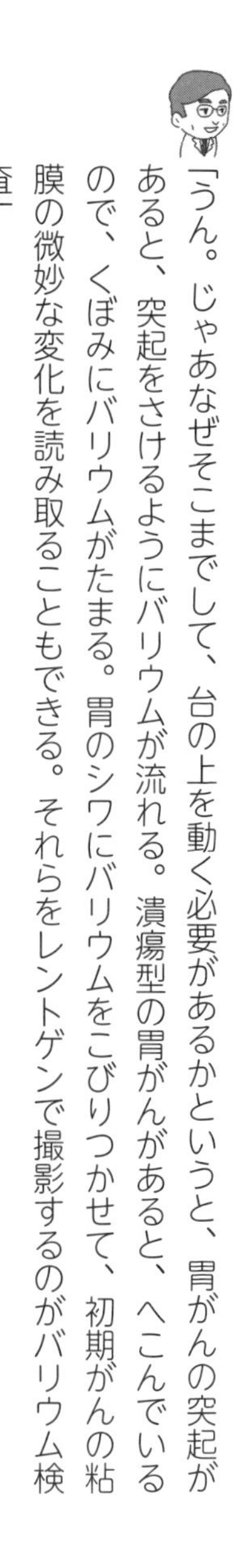

「うん。じゃあなぜそこまでして、台の上を動く必要があるかというと、胃がんの突起があると、突起をさけるようにバリウムが流れる。潰瘍型の胃がんがあると、へこんでいるので、くぼみにバリウムがたまる。胃のシワにバリウムをこびりつかせて、初期がんの粘膜の微妙な変化を読み取ることもできる。それらをレントゲンで撮影するのがバリウム検査」

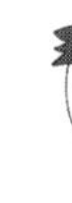

「なるほど」

「でもね、**初期の胃がんでは凹凸がないタイプがあって、ちょっと赤くなってるだけだったりする。**そうするとバリウムが通り過ぎてしまい、見つけることができない」

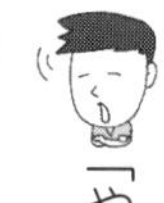

「やっぱり。僕もこの検査はなんとなく怪しい気がしてたんですよ」

「あと、バリウム検査では普通、食道も検査するんだけど、胃にまっすぐつながる食道はバリウムが落ちていくのを狙って写真を撮るから少し技術が必要。ちなみに食道がんは、なりづらいんだけど、なってしまうと手術が大変ながん。そう考えると内視鏡を入れて胃の中を直接見たほうがいい」

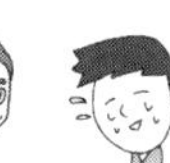

「それって、カメラを口から飲むやつですよね。ものすごく苦手なんですけど」

「わかるけど、管が喉を通り抜けるほんの1秒の我慢だよ。いまは、点滴で麻酔して受けられるものもあるし、口からじゃなく鼻から入れられるものもある、口よりはいくらか楽。ただ、鼻から入れるものは細いカメラを使わなきゃいけないから、もし、胃がんがあったとしても、その場で治療することができない場合がある」

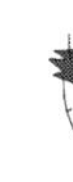

「やっぱり胃カメラのほうがいいんですか……」

「バリウム検査でも初期がんを見つけることはあるけど、その場で組織を取ることもできる点、胃カメラの方が優れているね。ただ検診に胃カメラが組み込まれていることは稀（まれ）だから、そういう病院を選ぶといい」

「わかりました……」

大腸がんの検査

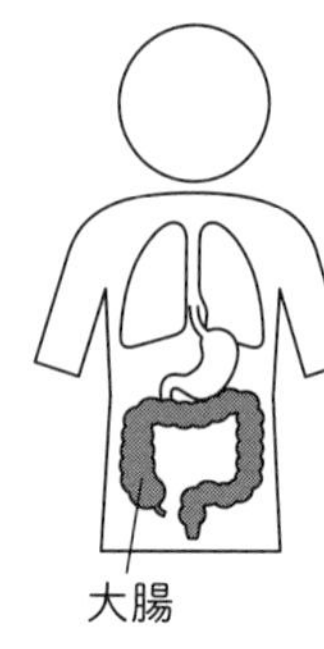

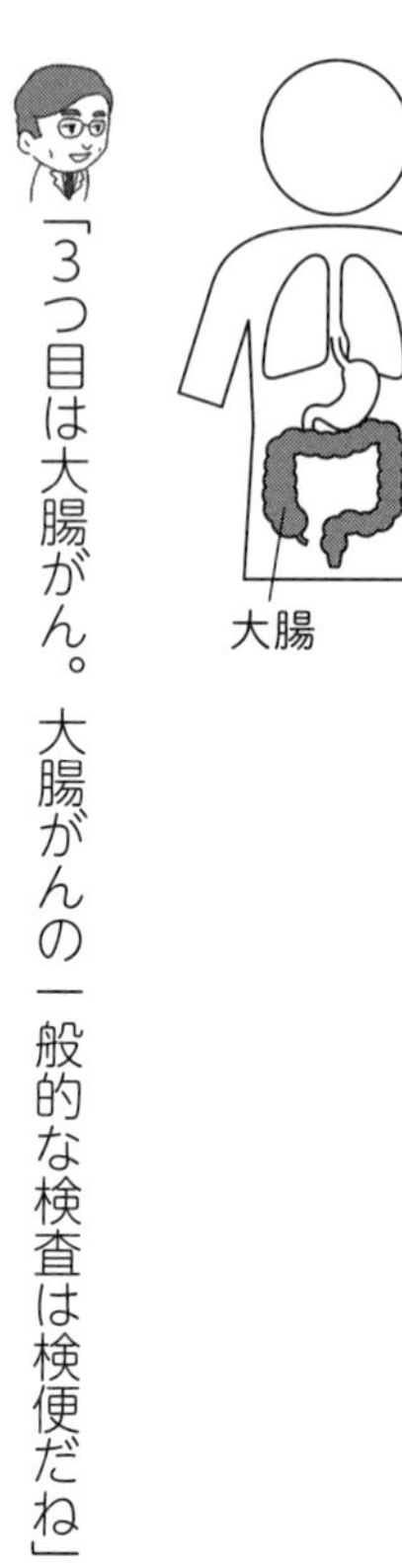

「3つ目は大腸がん。大腸がんの一般的な検査は検便だね」

「なぜ、検便なのでしょう」

「大腸がんは出血することがあるから、まず便に血が混ざってないか見て、血が混ざっているようであれば、次に内視鏡を入れて患部を直接見るのが一般的な検査の流れなの。だけど、初期の大腸がんだと出血はまれ。検便って2本も提出させるでしょう。あれは潜血反応の精度を上げようとしているんだけど、そもそも**潜血反応が出ているときは進行がんの可能性が高い**」

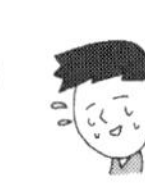

「じゃあ、だめじゃないですか……」

「そう。検便だけでは全然だめなの。だから最初から内視鏡を受けたほうがいい。大腸がんはポリープにできることが多いんだけど、ポリープの時点で見つけて切ってしまえば、がんの芽を摘むことができる」

「すいません。ポリープとは何でしょう？　以前、人間ドックを受けたときに『胆のうポリープ』があるといわれて、かなり心配しているのですが……」

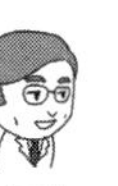

「ポリープというのは良性だから。基本的に気にしなくていい」

「でも、先生、これ見てください。毎年、『胆のうポリープ』って診断されていたんですけど、ある年から急に『胆のうポリープ多発』ってなってるんですよ。多発ってやばいんですよね……」

人間ドックの検査結果

2008 年

<上腹部超音波>
◆胆のうポリープ
１年後、超音波検査による再検査を受けて下さい。

2009 年

<上腹部超音波>
◆胆のうポリープ◆肝のう胞
１年後、超音波検査による再検査を受けて下さい。

2010 年

<上腹部超音波>
◆胆のうポリープ多発◆肝のう胞◆右腎石灰化◆右腎結石
１年後、超音波検査による再検査を受けて下さい。

◆胆のうポリープ多発◆

「余計大丈夫。一番最初に話したとおり、がんは1個が大きくなるものだから、数が増えるのは平気」

「そうなんですか……」

「話を戻すとね、ポリープの中でも気にしなくてはいけないのが大腸のポリープなの」

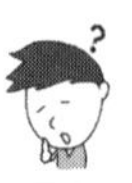

「それはどうしてでしょう？」

［図14 大腸ポリープ］

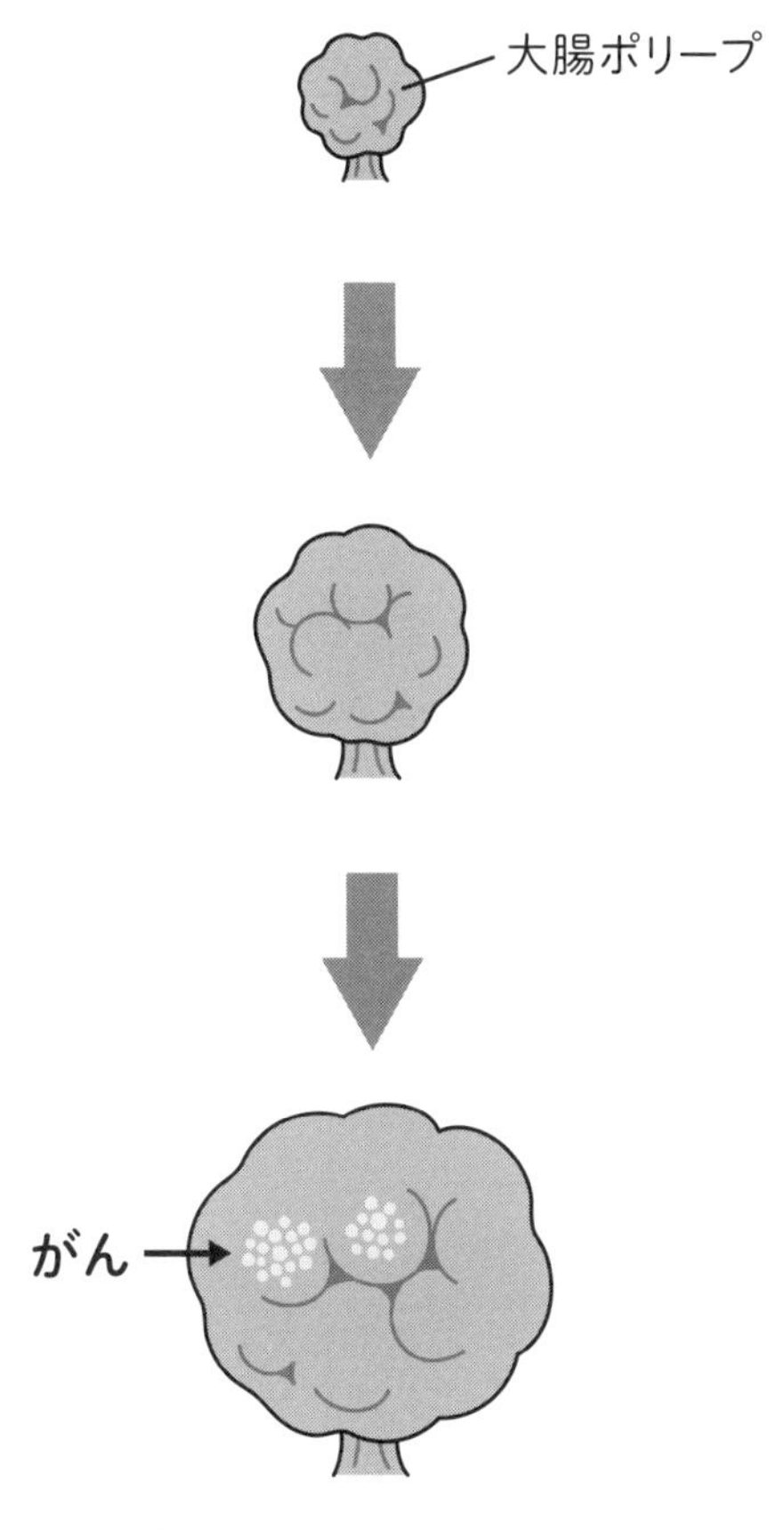

大腸のポリープは大きくなると先端にがんができる
ことが多いのでポリープごと切除してしまう。

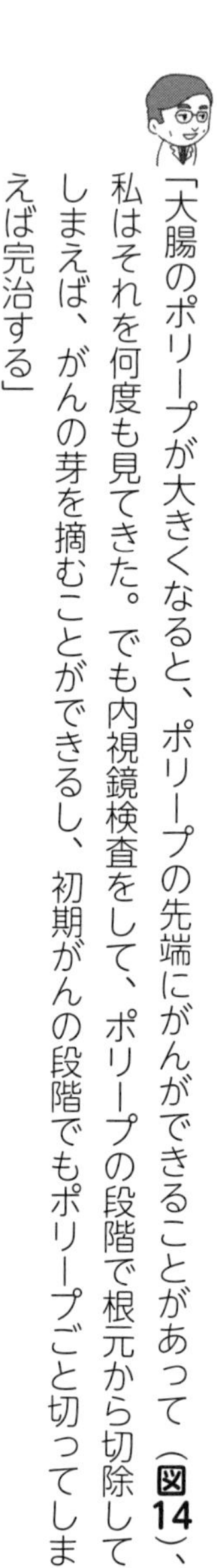

「大腸のポリープが大きくなると、ポリープの先端にがんができることがあって（**図14**）、私はそれを何度も見てきた。でも内視鏡検査をして、ポリープの段階で根元から切除してしまえば、がんの芽を摘むことができるし、初期がんの段階でもポリープごと切ってしまえば完治する」

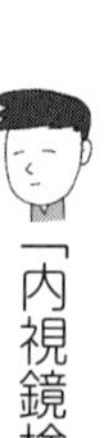

「内視鏡検査をしなきゃいけないってことは、おしりからカメラを入れなきゃいけないってことですよね。あれ、ちょっと恥ずかしいですよね……」

「あのね……。大腸がんは近年増加傾向にあって、とくに日本人の女性がなるがんでは一番多いし、40年で4倍に急増しているがん。恥ずかしがっている場合じゃない。昔と違って腸に空気を入れないでやるから、案外と楽だったと言う人がほとんどだよ」

乳がんの検査

「次に女性の場合は乳がんの検査。女性は20歳を過ぎたらお風呂に入ったときに自分で触ってチェックをする。それでしこりみたいなものがあったら、病院に検査を受けにいくこと」

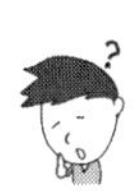

「病院ではどんな検査を受けるのでしょう」

「乳がんの検査は通常、プラスティックの薄い板で乳房を挟んでレントゲンをとるマンモグラフィーが一般的な検査。この検査のデメリットは強く挟むので人によっては痛いこと」

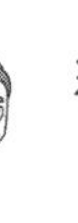

「そういう話よく聞きますね……」

「あと、マンモグラフィーは、がんの部分が白く写るんだけど、**乳房には母乳を作り出す乳腺という組織があって、閉経前だと乳腺も白く映ってわかりづらい。**だから40歳くらいまでの人はエコー（超音波）の検査も受けたほうがいいね」

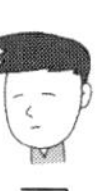

「マンモグラフィーじゃだめなんですか」

「日本人はマンモグラフィーを過信しすぎだね。僕自身もマンモグラフィーを何年もやったけど、乳腺に隠れてかなり見つけづらかった。昔ピンクリボン運動の一環で若いうちからマンモグラフィーを受けるようにと呼びかけがあったけど、医者からは不評だったね」

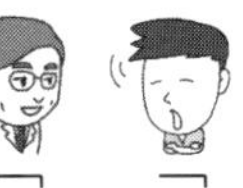

「そうなんですね……」

「あと、乳がんは家系の影響があるので、親や親戚が乳がんになったことがある場合は年に1回必ず検診に行くようにする」

［まとめ］

- 1年に1回、胃がんと大腸がんの内視鏡の検査、肺のCT検査を受ける
- 乳がん検査はマンモグラフィーだけでなく、エコーの検査を組み合わせること

超音波検査は超万能！

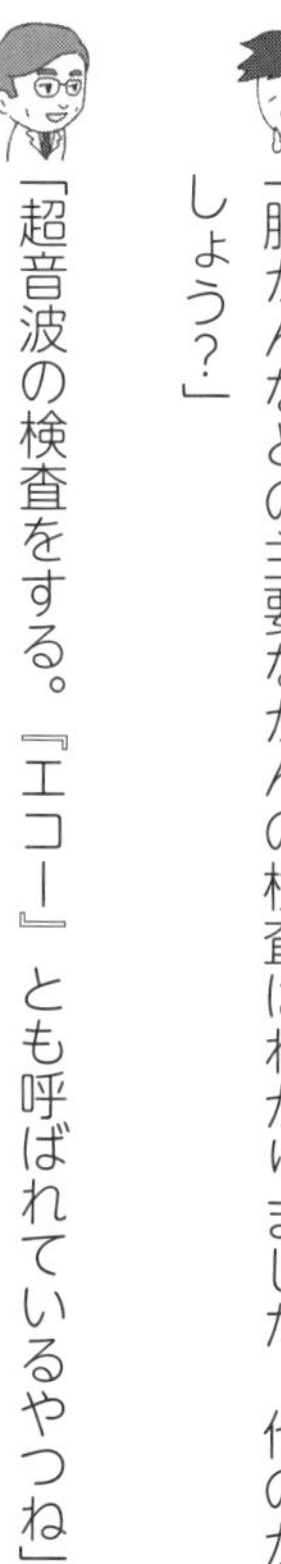
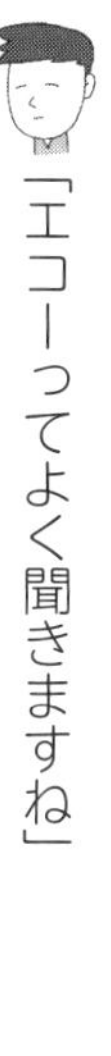

「肺がんなどの主要ながんの検査はわかりました。他のがんはどう検査したらいいのでしょう？」

「超音波の検査をする。『エコー』とも呼ばれているやつね」

「エコーってよく聞きますね」

「エコーは漁船が使っている探知機と同じ原理で、超音波を発して、跳ね返ってくるものから画像にする。よく、子供を妊娠したときに映し出される、黒い画面あるじゃない。あれがそう。お腹にあてるだけで、なんの負担もないし、15分くらいで終わる。最近は性能がとてもよくなったから、甲状腺、肝臓、胆のう、腎臓、すい臓、膀胱、前立腺を調べることができるし、女性の場合は乳房や子宮、卵巣も検査できる。つまり、がんができる重要な臓器を網羅できるの」

［図15 超音波（エコー）検査］

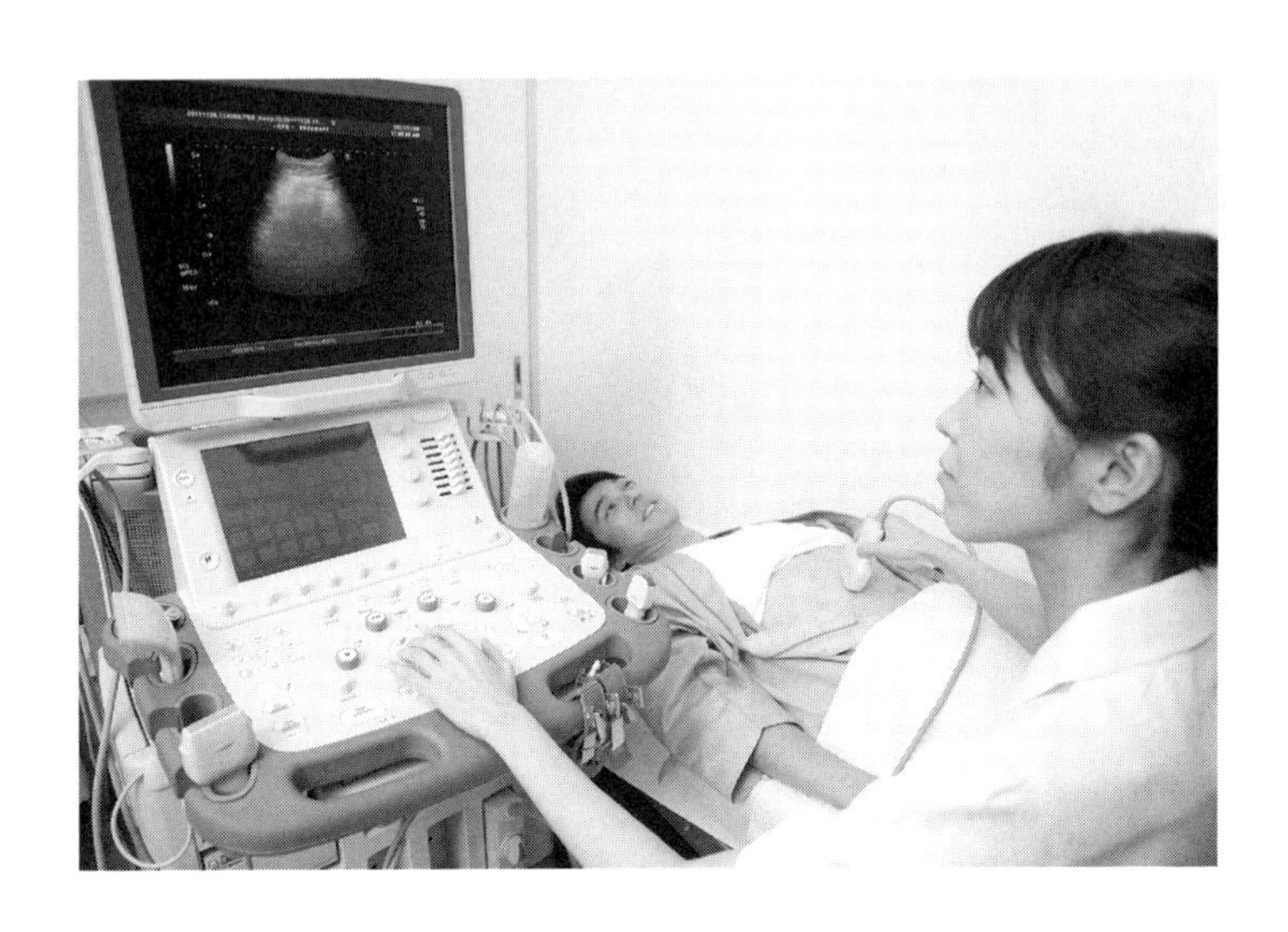

超音波で検査できる場所

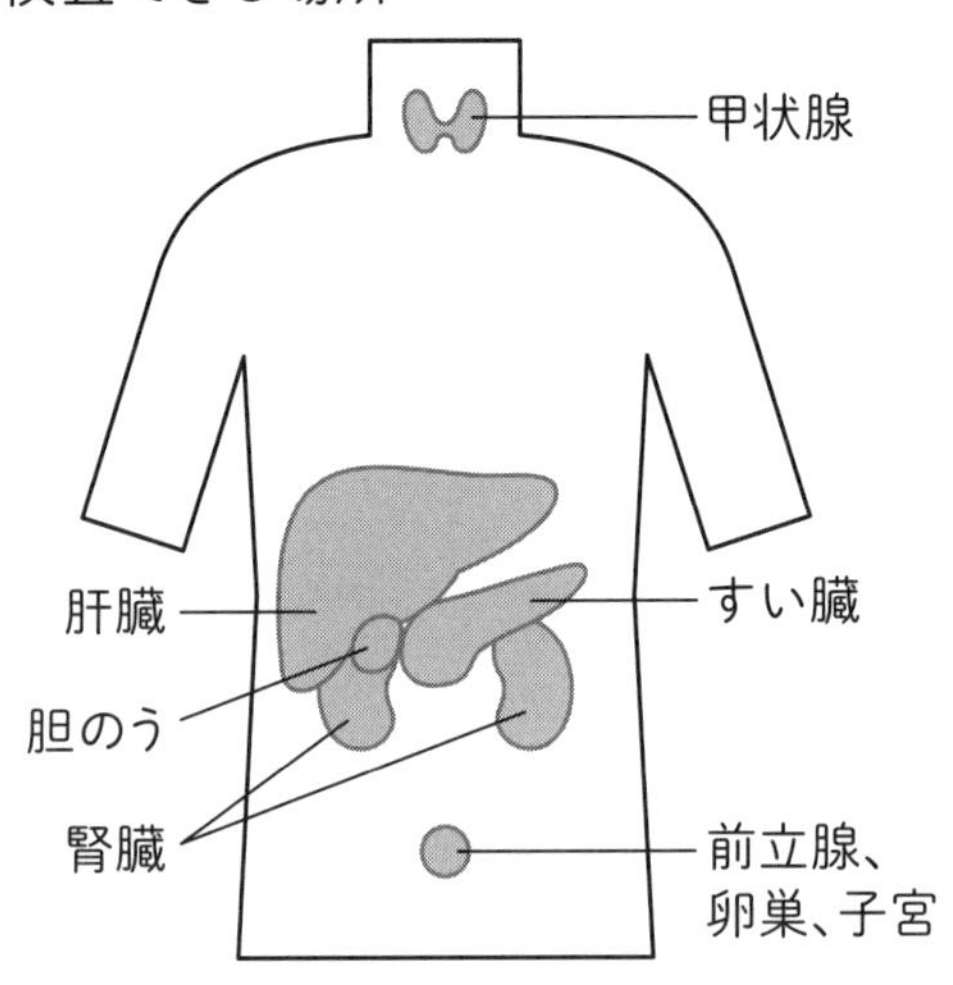

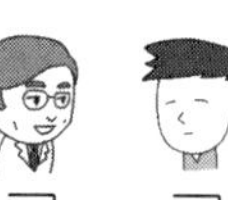

「便利なんですね。エコーって」

「そう。超音波はレントゲンやCT検査と違って放射線を使ってないから被曝リスクの心配がない。胎児に使うくらい安全なものなの（**図15**）」

「え、ちょっと待ってください先生！　ということは肺がんのCT検査は放射線を浴びるということですか、大丈夫なんですか!?」

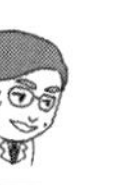

「たしかに放射線を浴びる。ただ、人体に影響が出る放射線量は、広島、長崎の原爆の追跡調査で約１００ミリシーベルトと言われている。それで、CT検査は約10ミリシーベルト程度の放射線を受ける。ただ、いいマシンが開発されて、この数値は年々減ってきている」

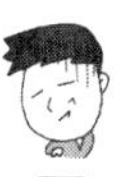

「多少被曝しても問題ないってことですか……」

「うん。年に何回もCT検査をやるのはどうかと思うけど、年に１回くらいのCT検査だったら全く問題ないと思う。**被曝リスクを考えて検診を受けないと判断するほうがリス**

クが高いと思う。放射線は飛行機に乗っても、普通に生活してるだけでも浴びるからね」

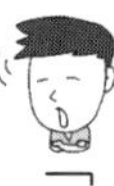

「なるほど……」

「それと、50歳を過ぎたら前立腺がんの検査を受ける。前立腺がんは日本では少ないがんだけど、近年、増加傾向にある。ただ、進行の遅いがんだし、初期でみつければ完治も期待できる」

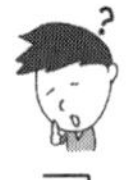

「前立腺ってどこにあるんですか」

「前立腺とは、膀胱の下にあって、前立腺液を分泌している男性だけにある器官（**図16**）。それで前立腺がんの検診に有効なのがPSA検査という腫瘍マーカー。この腫瘍マーカーは感度がいいから初期がんがみつかりやすい。しかも、腫瘍マーカーは血液検査だから簡単だし、3000円くらいですむ。50歳を過ぎたら年に1回受けること」

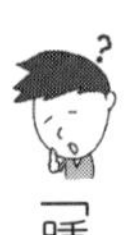

「腫瘍マーカーとはなんでしょう？」

［図16 前立腺］

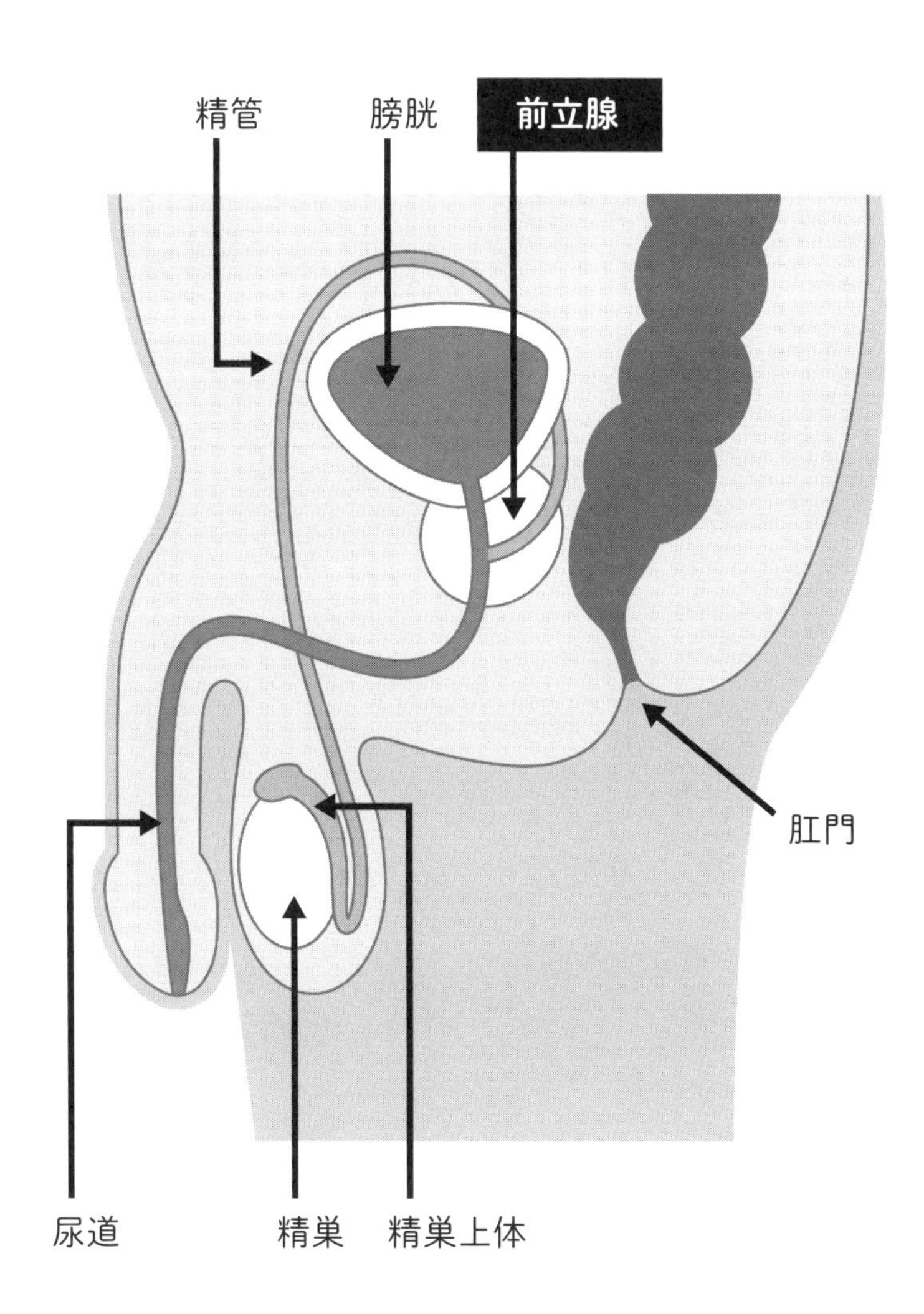

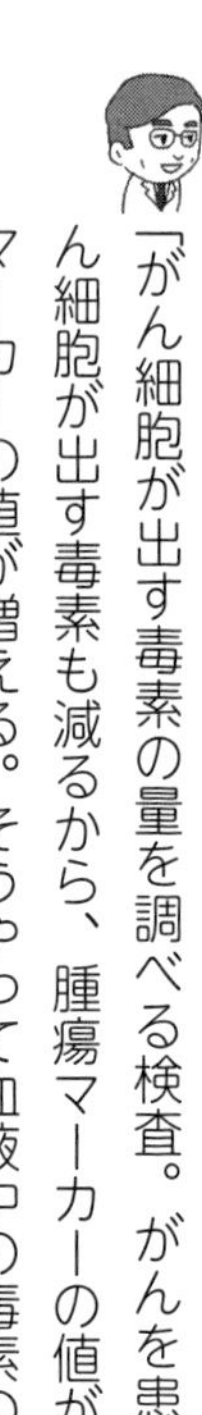

「がん細胞が出す毒素の量を調べる検査。がんを患っている人が手術をすると、当然、がん細胞が出す毒素も減るから、腫瘍マーカーの値が減る。もし、がんが再発すれば、腫瘍マーカーの値が増える。そうやって血液中の毒素の量の推移を見て、がん細胞の増減を検査するものなの」

腫瘍マーカー
がん細胞が出す毒素の量を調べる検査

「血液検査でがんがあるかないかわかるってことですよね。便利ですね！」

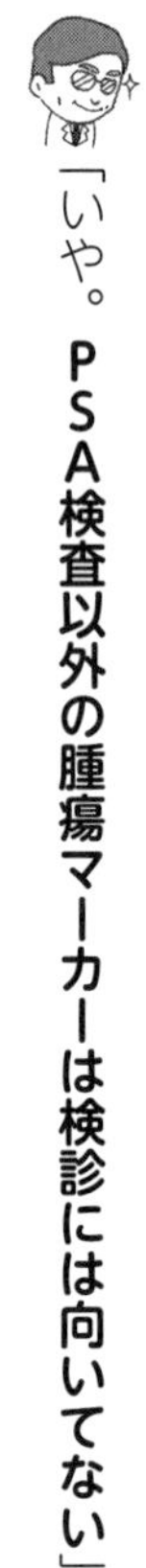

「いや。**PSA検査以外の腫瘍マーカーは検診には向いてない**」

「え、それはどうしてですか？」

「個人差がかなりあって、正常細胞も微量に毒素を出しているし、炎症があったりすると数値は高くなったりもする。だから、初めて腫瘍マーカーの検査をして、基準値より高かったからといって、がんの可能性が高いとは必ずしも言えないの」

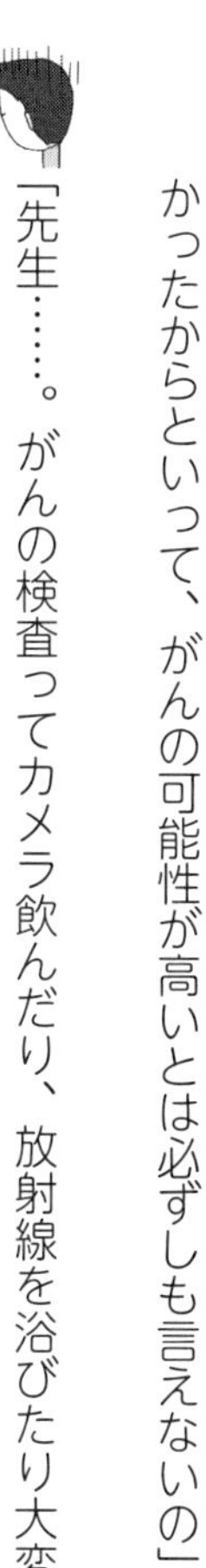

「先生……。がんの検査ってカメラ飲んだり、放射線を浴びたり大変ですよね……。なんかいい方法はないんでしょうか」

「現時点では大変かもしれないけど、検診の分野もどんどん進化している。たとえば、CTC（血中循環腫瘍細胞）検査。この検査は血中に流れるがん細胞の個数を調べることができるの。精度が上がってきて、CT検査では見つからないような小さながんも見つけられるようになってきた。まあとにかく、大切なことは、私が紹介した検査がずっといい方法だとは考えないで、情報をキャッチアップすることだね」

【まとめ】

- エコーで甲状腺、肝臓、胆のう、腎臓、すい臓、膀胱、前立腺などを調べる
- CT検査は放射線を浴びるが、年に1回くらいなら問題ないと考えられている
- 50歳以上は前立腺がんのPSA検査を受ける
- PSA検査以外の腫瘍マーカーは検診に向いていない

がんの原因となるピロリ菌やウィルスを検査する！

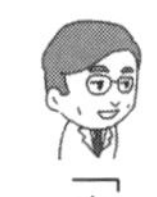

「あとはがんの原因になる菌やウィルスを検査するといい」

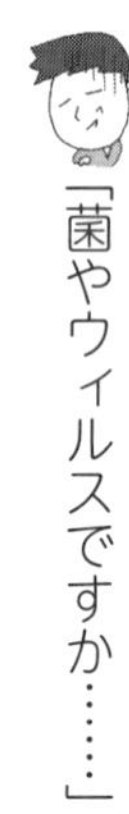

「菌やウィルスですか……」

「がんそのものが感染することはないんだけど、がんのリスクを高める菌やウィルスというのがあって、それに感染していないか調べたほうがいい。一番有名なのは、胃がんのリスクを上げるピロリ菌だね」

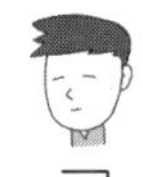

「聞いたことあります。それ」

「ピロリ菌は下水道が整ってないような不衛生な環境で感染する。だから高齢者が子供のときに感染するケースが多い。とはいえ、若くても感染しているケースはなくはないので検査すること」

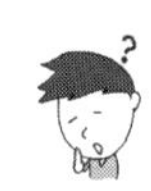

「検査は簡単なんですか？」

「さっき話した内視鏡検査をしたときに、一緒に見てくれる。もし、ピロリ菌だけ検査する場合は、病院に行って風船に息を吐けば検査できてしまうし、血液や便の検査もある。もし、検査してピロリ菌に感染していれば、1週間薬を飲んで除菌をする。一度除菌をすれば、今後、感染することはまずないね」

「わかりました」

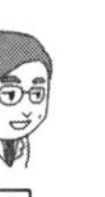

「それと肝臓がんの原因になるのが、肝炎ウィルス」

「『B型肝炎』とか『C型肝炎』とかいうやつですよね……。ものすごく怖いイメージがあります……」

「肝炎ウィルスは日本人や中国人などアジア人に感染者が多いといわれていて、肝臓がんの原因の8割はこのウィルスが原因。B型でもC型でも、感染すると肝炎、肝硬変を経て肝臓がんになってしまうかもしれない」

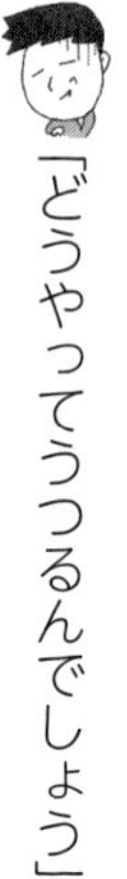

「どうやってうつるんでしょう」

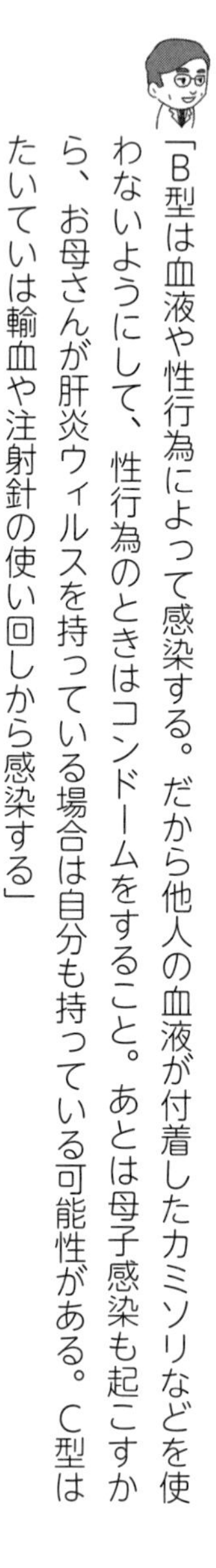

「B型は血液や性行為によって感染する。だから他人の血液が付着したカミソリなどを使わないようにして、性行為のときはコンドームをすること。あとは母子感染も起こすから、お母さんが肝炎ウィルスを持っている場合は自分も持っている可能性がある。C型はたいていは輸血や注射針の使い回しから感染する」

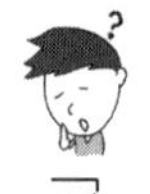

「どんな検査をするのでしょう」

「採血するだけで非常に簡単。もし肝炎があったとしても、ちゃんと治療すれば完治するようになってきた」

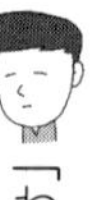

「わかりました……」

「そしてもう一つは、ヒトパピローマウィルス（HPV）。これに感染していると、子宮頸がんになりやすい。**HPVは性行為によって感染して、一生のうちに7、8割が感染する**といわれている」

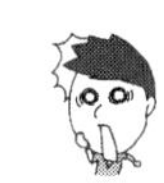
「そんなに多いんですか」

「そう。でも厚労省のデータによると、米国では8割以上の女性が子宮頸がん検診を受けているのに対し、日本は約3割と少なくて、特に20代の受診率は22・2パーセントと極端に低い。性行為を経験したことがある人は誰でも感染している可能性があるから、定期的に受けておいたほうがいい」

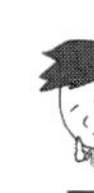
「どんな検査なんでしょう?」

「検査は細胞診といって、膣に器具をいれ、入り口のところをブラシやヘラでとる簡単なものだからすぐ終わる（**図17**）」

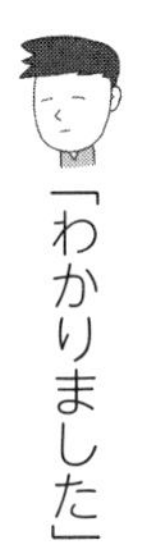
「わかりました」

「検診についてはこんなところかな」

「ということは先生に教わった検診を受ければ、がんは全部見つかるんですね」

［図17 子宮頸がんの検査］

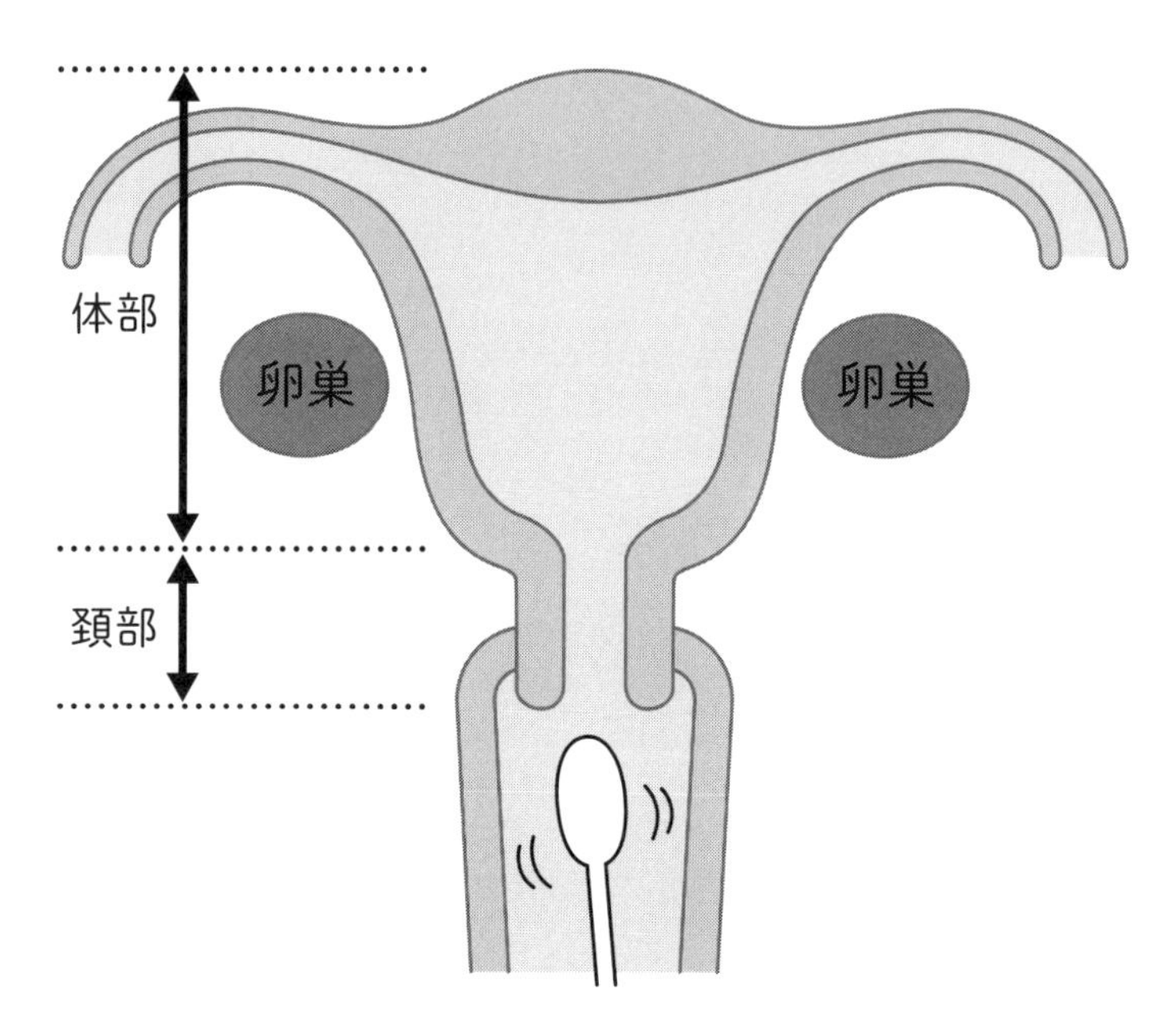

専用のブラシを用いて
子宮頸部の細胞を
こすって採取する

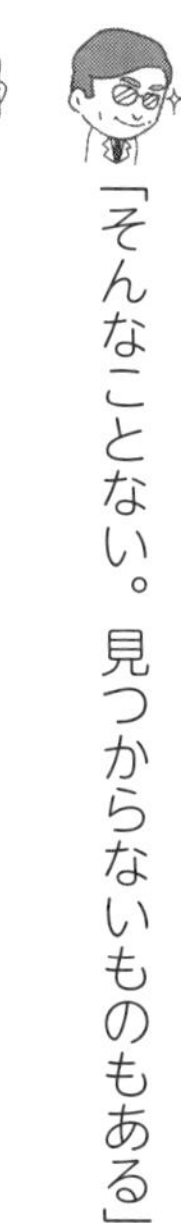

「そんなことない。見つからないものもある」

「え、あるんですか……」

「あるけど、日本人がなりやすいがんは大半が今言った検査で見つかる。それに現実問題として、どんなに細かく検査してもがんが見つからないこともある。精度がそんなに高くない検査もあるし、住んでいる地域によっては、受けられない検査もある。細かく検診すればするほどお金もかかるから、**なる可能性が高いものから調べていってどこかで線をひかないといけないの**」

【まとめ】

・ピロリ菌は胃がん、肝炎ウィルスは肝臓がん、ヒトパピローマウィルス（ＨＰＶ）は子宮頸がんのリスクを高める

・ピロリ菌は検査をして除菌する

知っているとおトク！
人間ドックやがん検診を安くする方法

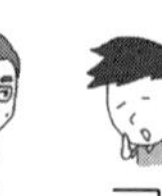

「さて、先生。先生に教えてもらった検査はいくらくらいかかるんでしょう」

「ざっと、相場はこれくらいだね（図18）」

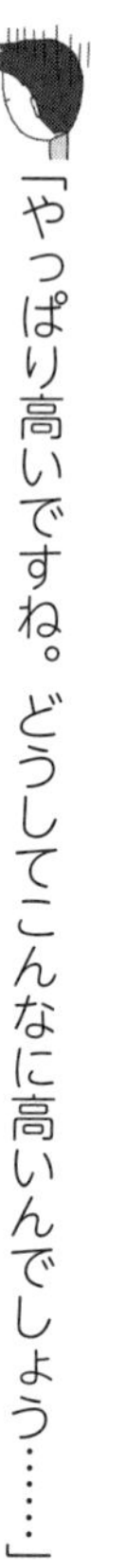

「やっぱり高いですね。どうしてこんなに高いんでしょう……」

「理由は保険が適用されないから。体に症状があって病院にいって検査をするときは、3割負担ですむけど、『体に悪いところがないか検査をしてください』では健康保険は適用されないの。だから全額実費で検査しなければいけない」

「症状があれば、健康保険は利くんですか？」

「利くよ。嘘はだめだけど、腹痛がひどいときに『エコーとってもらえないか』と医者に相談してみるといい。近親者にウィルス性肝炎があれば、血液検査を希望してみる。**もし医者が検査の必要があると判断した場合は、健康保険が適用される。**あとは国の制度を利用するといい。厚労省ががん検診をするように各自治体に促しているから、自分の住んでるところでがん検診をおこなっていることが多い」

「それはどうやって受けられるのでしょう?」

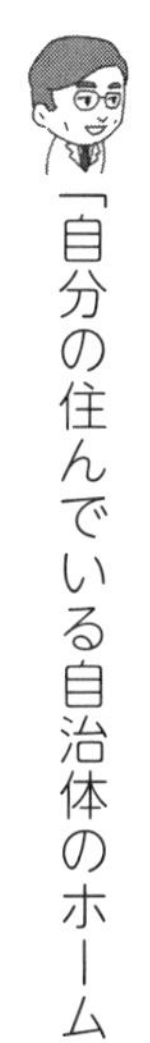

「自分の住んでいる自治体のホーム

[図18　検査費用の目安]

※金額は全て目安

肺のCT検査	1万円～1.5万円
胃の内視鏡検査	1.5万円～3万円
大腸の内視鏡検査	1.5万円～2.5万円
肝臓、胆のう、すい臓、腎臓の超音波検査	3000円～5000円
ピロリ菌の検査	3000円～5000円
肝炎ウィルス	3000円
子宮頸がんの検査	5000円
前立腺のPSA検査	2000円～4000円
乳がん　乳房超音波検査	3000円～5000円
子宮がん 細胞診	3000円～6000円
合計	6万2000円～10万3000円

ページをチェックしてみる（**図19**）。そうすると、無料か安く検診を受けられることがある。一般的によくあるのが、40歳とか60歳とか節目の歳に、その自治体が指定した病院で検診を受けられる無料クーポン券が郵便で送られてくる」

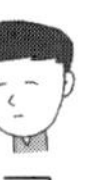

「そういえば、なんか家に送られてきたことがあるような気がします……」

「ただ、自治体の検診だと、ほとんどの場合、肺がん・胃がん・大腸がんの検査は、健康診断と変わらない一次検査だから、初期がんを見つけることには向いてない。でも、受けないよりは受けたほうが全然いいし、とくに子宮頸がんの検診は現時点では効果的な検診だから、絶対受けたほうがいい」

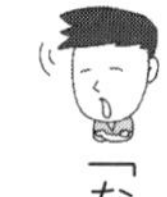

「なるほど……」

「それと、人間ドックは　病院が儲けようとしてやっているケースもまれにある。たとえば、高級ホテルの宿泊とセットにしたり、あまり意味のない検査をセットにしたり。だから**さっき話した以外の検査をオプションで勧められた場合は、本当に必要かどうか調べたほうがいいね**」

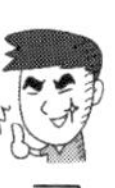

「先生。しつこくて申し訳ありませんが、他に得する方法はないですか？　読者のために、お医者さんだけが知ってる特別な裏技を教えてください！」

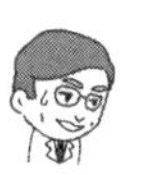

「うーん。そうだね。あえて言うなら、検診の精度をあげることかな」

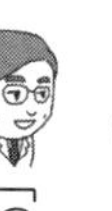

「どういう意味でしょう？」

「CT検査のマシンは病院によって性能が違う。だから、『何ミリ単位で撮れますか』と聞けば性能がわかる。単位が小さいほど、小さながんが見つかる。MRIだったら『何テスラのマシンですか』と聞く。『テスラ』というのはMRIの出力の大きさを表す単位ね。3テスラあればいいほうだね。あとはその病院に読影医がいるかどうか」

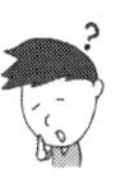

「読影医とはなんでしょう」

「撮影した画像は人間が見て診断するんだけど、読影医という専門の医者がやるの。というのも、医療機器が高性能化して、CTやMRIで撮影する枚数も、解像度もよくなった。そうすると専門の知識がないと写真を見られなくなったの。だから**病院に『失礼です**

［図19 自治体で受けられる検診］

例）世田谷区の場合

世田谷区のホームページ

せたがや
SETAGAYA CITY
ホーム
くらしのガイド
お知らせ
イベント
施設
世田谷の魅力
問い合わせ よくある質問
がん検診を受けましょう
更新日：平成27年9月2日　ページ番号：0121634
区では、区民の皆様が健やかで心豊かに生活するために、各種検（健）診を実施しております。
対象の方は、ぜひ定期的に受診していただき、病気の早期発見・早期治療につなげ、皆様方の健康管理にお役立てください。
［ご注意下さい］
平成27年度各種検診の対象年齢は、平成27年4月1日から平成28年3月31日までの間に迎える年齢をさしています（平成28年3月31日現在の年齢です。）
平成27年度各種検診の受診期限は、平成28年3月31日となります。
生活保護受給者等の方は、無料で受診できます。胃がん検診については、非課税世帯（世帯全員が非課税）の方も無料となります。
○がん検診
区が実施しているがん検診は、下記のとおりです。それぞれのがんの受診方法等の詳細につきましては、下記をクリックしてください。
乳がん検診
子宮がん検診
大腸がん検診
胃がん検診
肺がん検診
口腔がん検診
前立腺がん検診

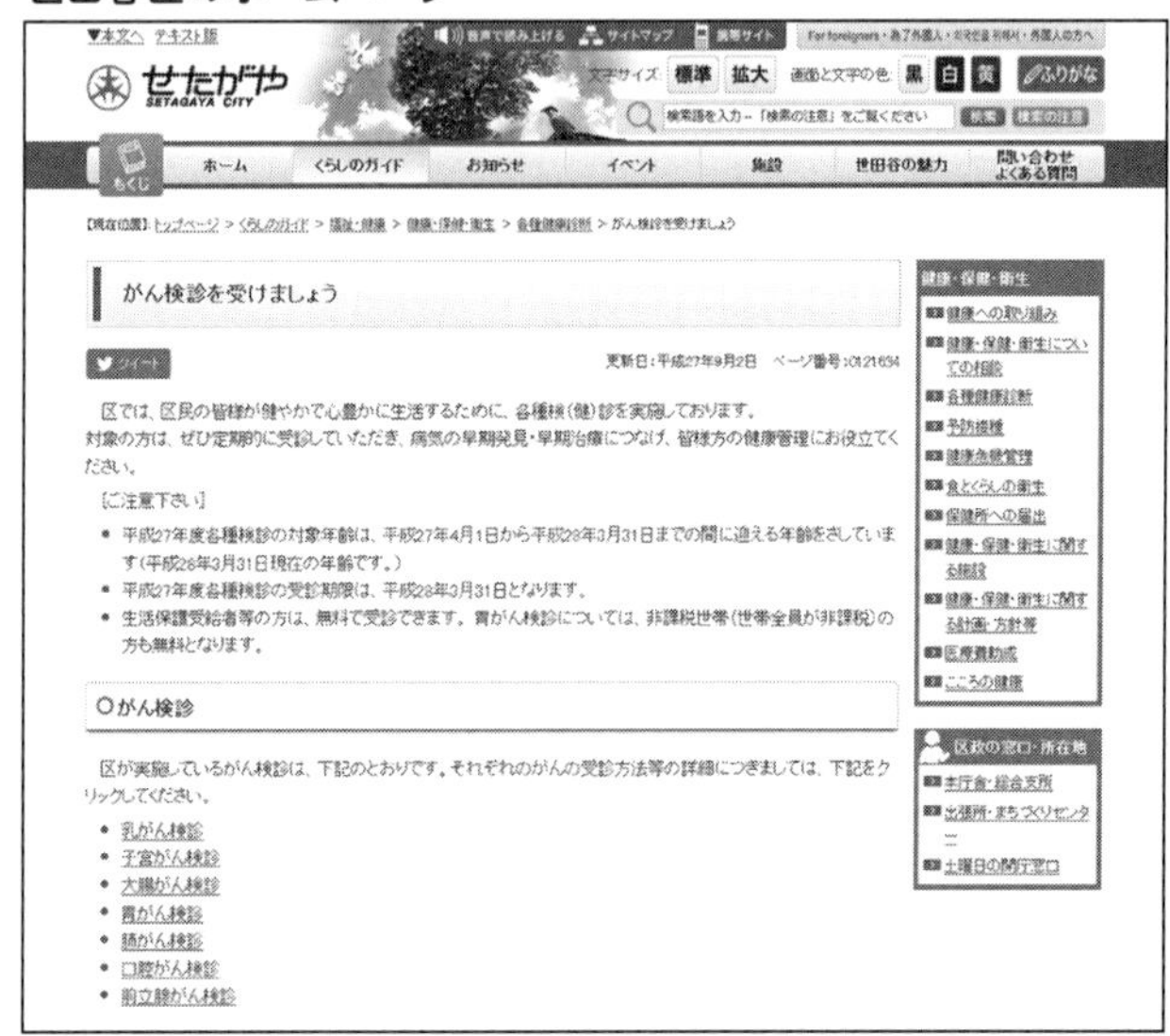

胃がんのバリウム検査が1000円、肺がんのレントゲン検査が100円、乳がんのマンモグラフィーが1000円など、40歳以上の区民は低価格で検診を受けられる。

その他の地区の例

自治体	補助	対象・条件
府中市	受診料の半額（1万円まで）	20歳以上の市民
千葉市	18000円（受診料の半額）	千葉市在住の35歳以上75歳未満
京都市	検診費用の3割相当額を自己負担	40歳から74歳までの市民

※2016年3月現在　※全て健康保険加入者が対象

が、読影医に読んでもらえますか』と問い合わせる」

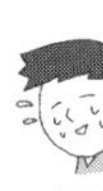

「そんなこと聞いてもいいんですかね……」

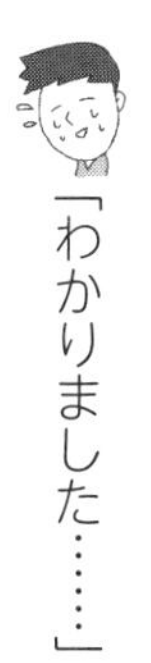

「そういうのを恥ずかしいと思うかもしれないけど、何万円も払うわけだから、遠慮しないで聞けばいい。がんにおいて、情報を集めることは大切だからね。検診に限らず、わからないことはどんどん病院に聞くこと」

「わかりました……」

【まとめ】

- 自分の住む自治体のホームページで無料検診をやってないかチェックすること
- 症状があるときに医者に相談すれば保険診療で検査が受けられることがある

がんと診断されても、がんじゃないことがある

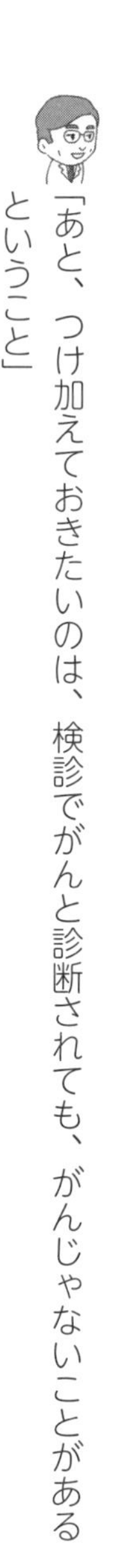

「あと、つけ加えておきたいのは、検診でがんと診断されても、がんじゃないことがあるということ」

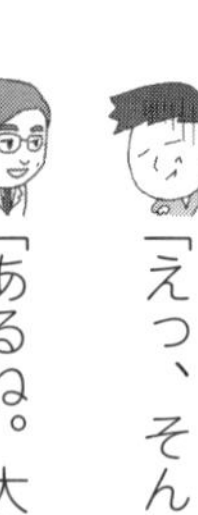

「えっ、そんなことがあるんですか？」

「あるね。大学病院でがんと診断されたら、ふつうの人は、自分はがんだと考えると思う。でも、がんと診断を受けても、小さかったら、そもそも本当にがんなのか、疑ったほうがいい。**がんは診断が難しく誤診がたまにある**から。実際、大病院でがんと診断されて、わたしの元に来た患者さんに誤診だったことが何回かあった。だから、がんと診断されたら『がん細胞が検出されたのですか』と必ず聞くこと」

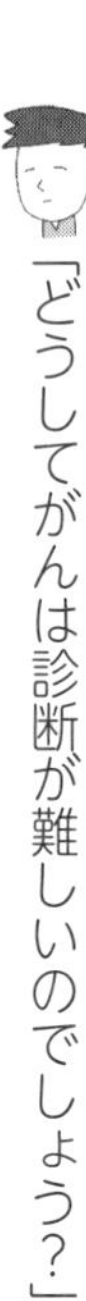

「どうしてがんは診断が難しいのでしょう？」

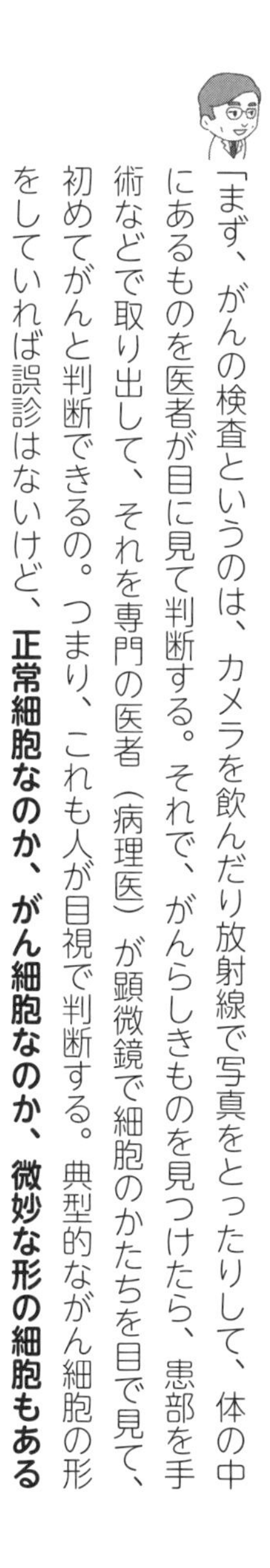

「まず、がんの検査というのは、カメラを飲んだり放射線で写真をとったりして、体の中にあるものを医者が目に見て判断する。それで、がんらしきものを見つけたら、患部を手術などで取り出して、それを専門の医者（病理医）が顕微鏡で細胞のかたちを目で見て、初めてがんと判断できるの。つまり、これも人が目視で判断する。典型的ながん細胞の形をしていれば誤診はないけど、**正常細胞なのか、がん細胞なのか、微妙な形の細胞もあるの**（**図20**）」

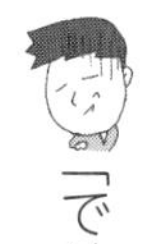

「では、がんと診断された場合はどうしたらいいのでしょう……」

「初期がんと言われて納得できなければ、標本（切り取ったがん細胞）を借りて別の病理医にみてもらうということが大切。セカンドオピニオンだね。それを医者に申し出るときは、『一緒に標本も出してください』と言えばいい。実際、わたしの義父ががんと診断されたとき、私が怪しいなと思って、知り合いの医者3人に見てもらったら、がんではないと診断されたことがあった。義父は15年たった今でも元気だからね」

［図20 普通の細胞とがん細胞と微妙な細胞］

普通の細胞

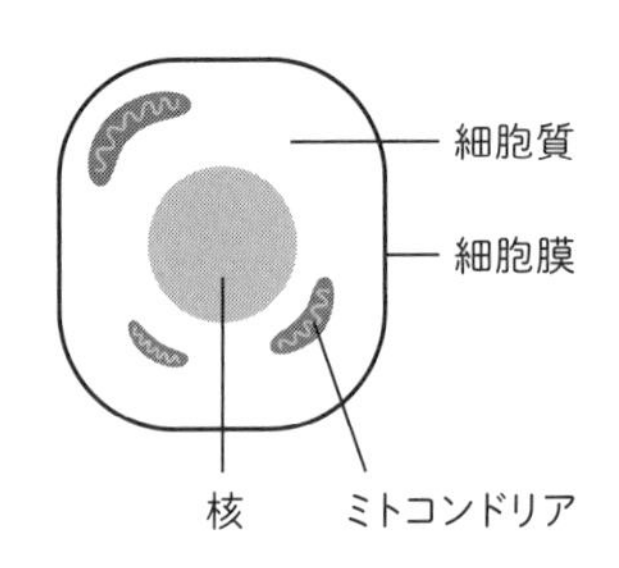

微妙な細胞

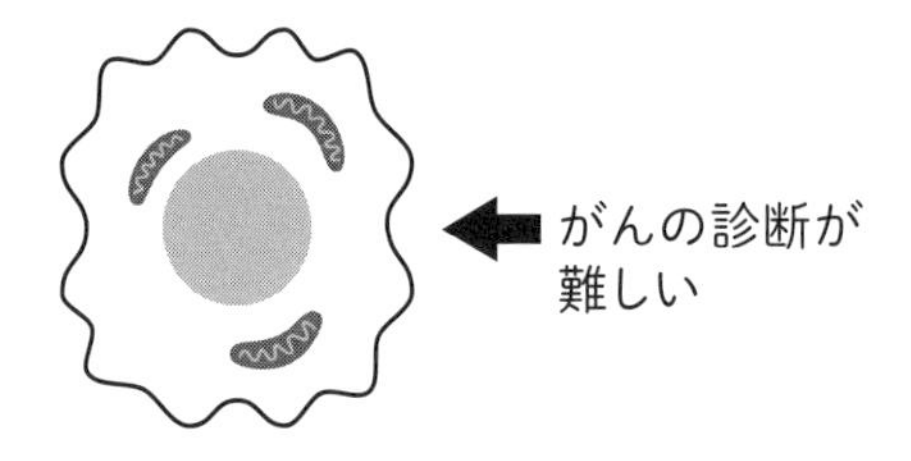

がん細胞

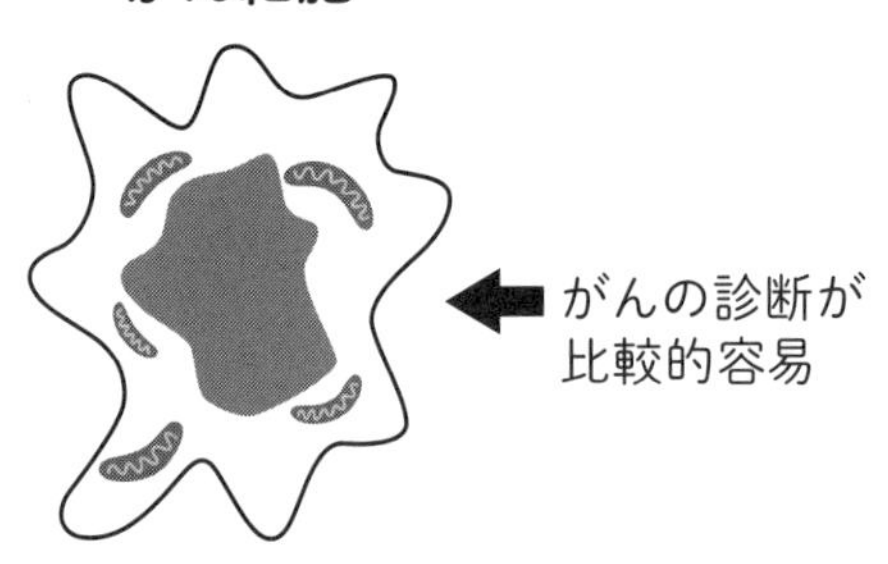

［まとめ］

・がんかどうかは、患部を切除し、病理医が顕微鏡で見て初めて診断できる

・がんは誤診もあるので、初期のがんであれば別の病理医にも診てもらう

コラム

実際にがん検診を受診してきました！

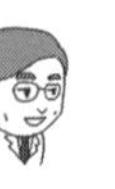

「では先生、検診を受けるならどこの病院がいいのでしょう？」

「この辺だったら聖路加だろうね。設備も充実してるし、日本の私立病院では、初めて人間ドックを始めたのもこの病院。選んでおいて失敗はないと思うよ」

――というわけで聖路加国際病院で人間ドックを受けることにしました！

まずは、聖路加国際病院のホームページへアクセスし、予約を入れます。

聖路加国際病院ホームページ

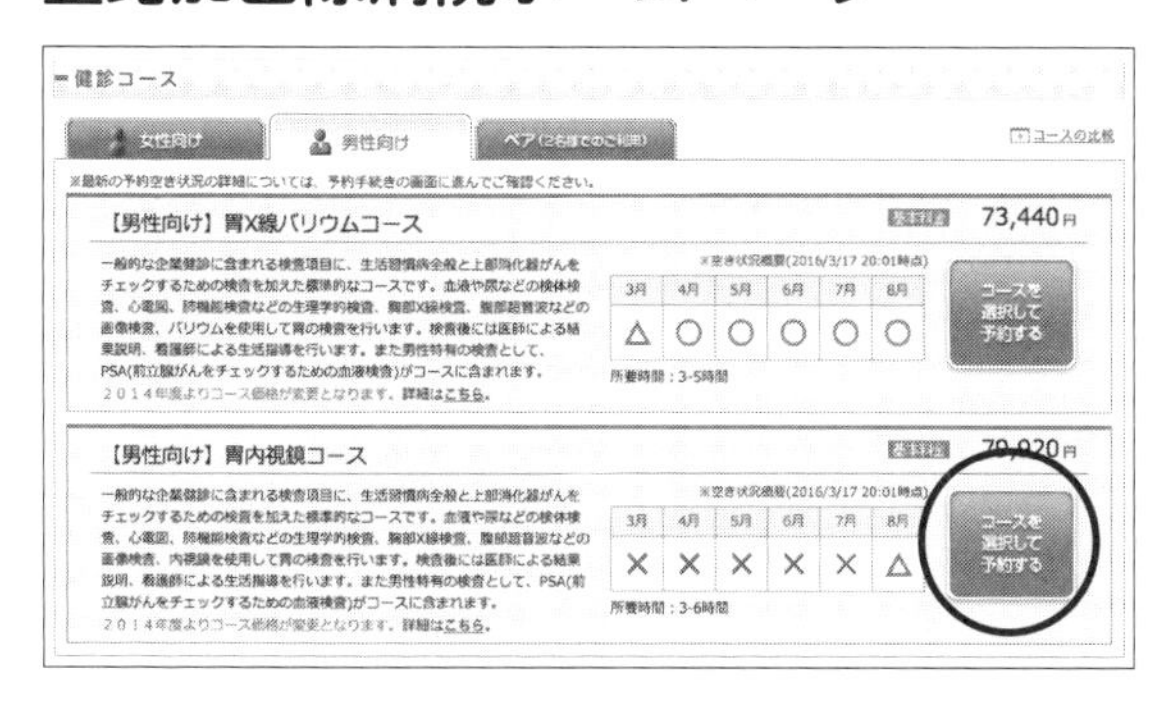

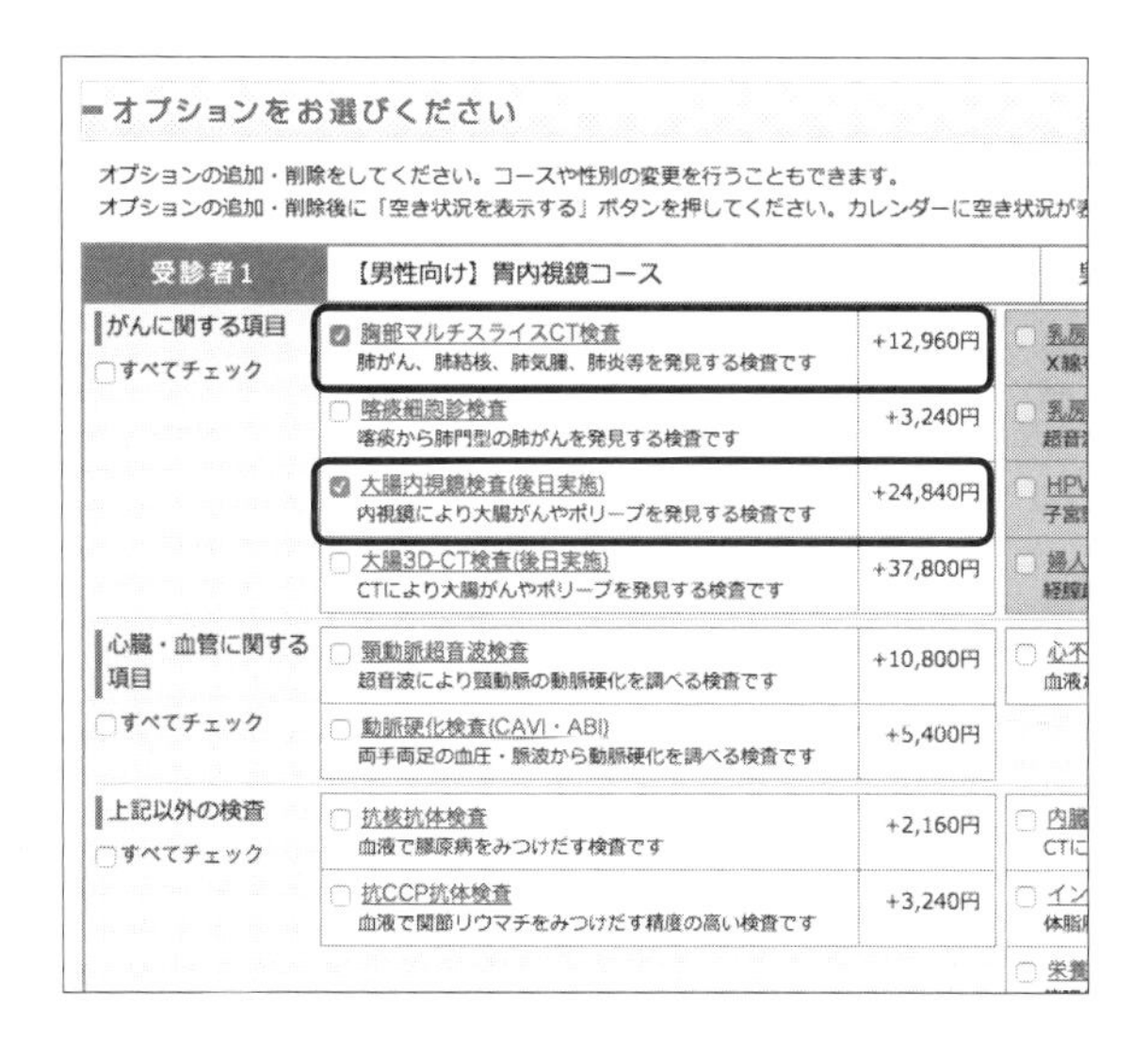

コースは大きく二つあって、「胃X線バリウムコース」と「胃内視鏡コース」です。

おさえるべきは「胃の内視鏡」「肺のCT」「大腸の内視鏡」の3つですから、水上先生に言われたとおり、「バリウムじゃ初期は見つからないんだよねぇ」とつぶやきながら、「胃の内視鏡コース」を選択します。そして「肺のCT」と「大腸の内視鏡」は一般のコースに含まれていないのでオプションで選択します。

次に日程を選択するのですが、ものすごい人気でなかなか空いておりません！　とくに腸の内視鏡検査は予約が一杯で4か月待ちだそうです。

そして、後日送られてきた封筒に入っていた問診表を記入。いざ聖路加国際病院へ。

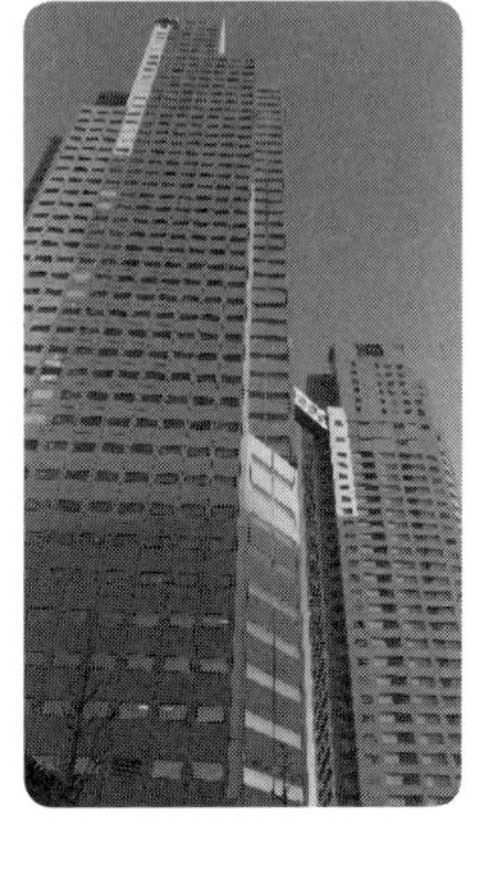

着きました！　築地にあるこの大きなビルが聖路加タワーです。これは期待できます。

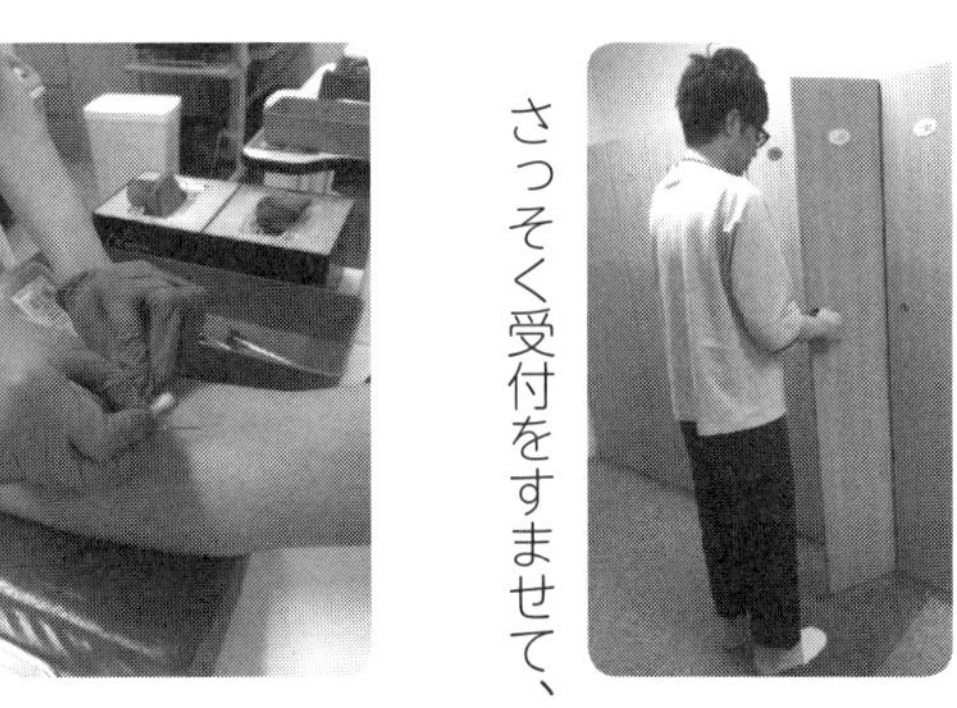

さっそく受付をすませて、検査着に着替えます。

まずは血液検査。とても上手に採血してくれました。一度の採血で、コレステロールや血糖値、中性脂肪など各種数値を見てもらえます。

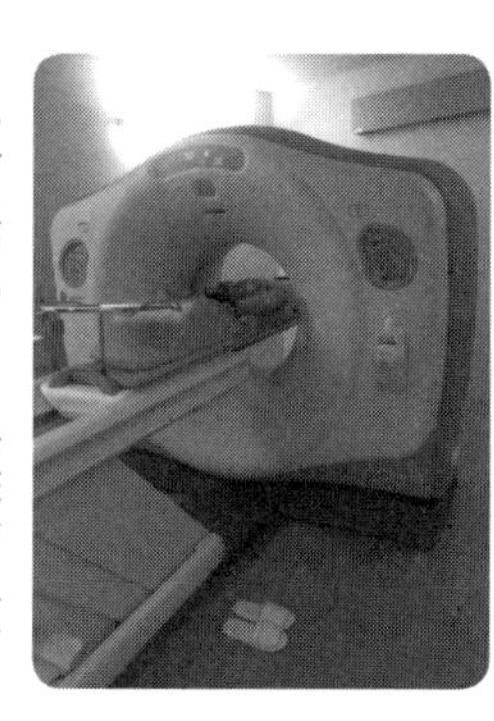

次に肺のCT検査。大きな機械に乗り、こちらも寝てるだけなのですぐ終わります。

そして先生に教わった「何ミリ単位で撮影するんですか?」と人間ドック通ぶって質問。

「2・5ミリ単位で撮れます」とのこと! 1センチ未満の小さいがんも見つけてくれます。性能もばっちりです。

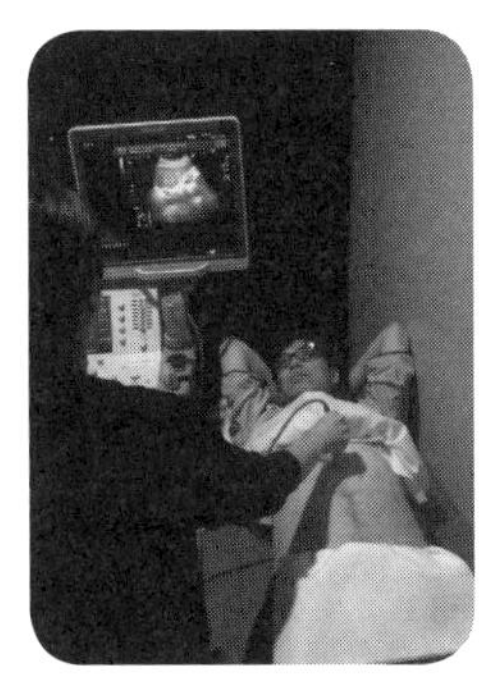

次にエコー。美人の先生に、おなかにジェルを塗られ、みぞおちのあたりをぐりぐりされます！

そして、最大の山場「胃の内視鏡検査」です。

まず、胃の動きを抑えるために筋肉注射を打ちます。そのあと、ベッドに寝かされ、麻酔を口に含み、喉に麻酔をします。

鎮静剤でぼんやりしている間にやる方法もあったのですが、読者の皆様にどのくらい苦しいものか伝えるため、鎮静剤なしで挑戦します。

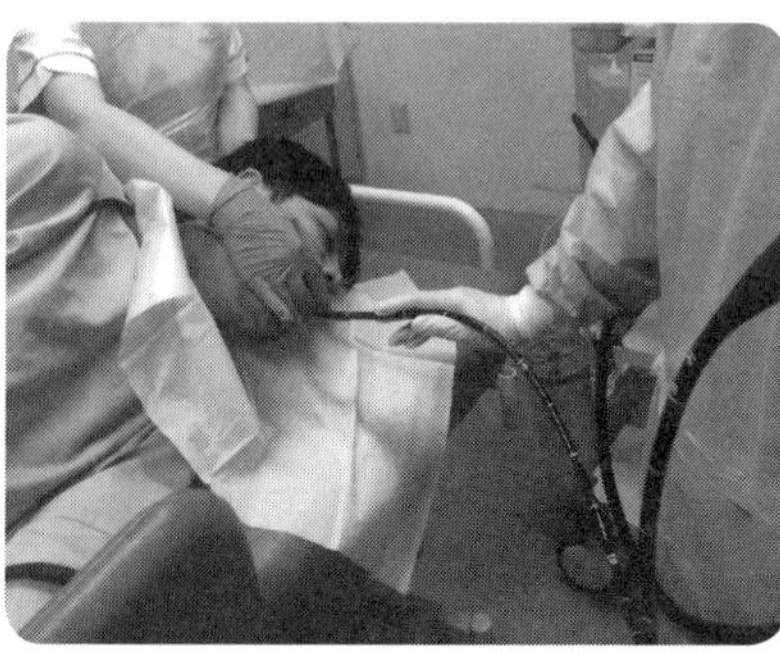

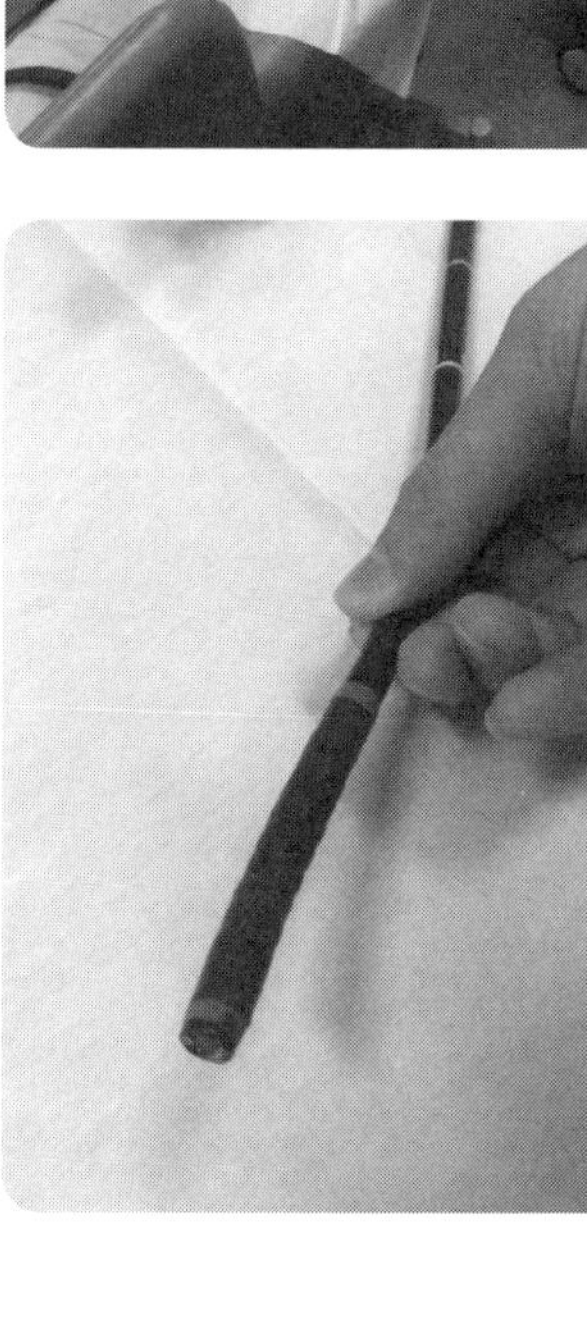

いやー、苦しかった。

というのも、この内視鏡が結構太いのです。のどに堅いものがあたっている感覚があり、ゲホゲホしてしまいます。個人差はあるらしいですが、僕の場合は苦しかったです。

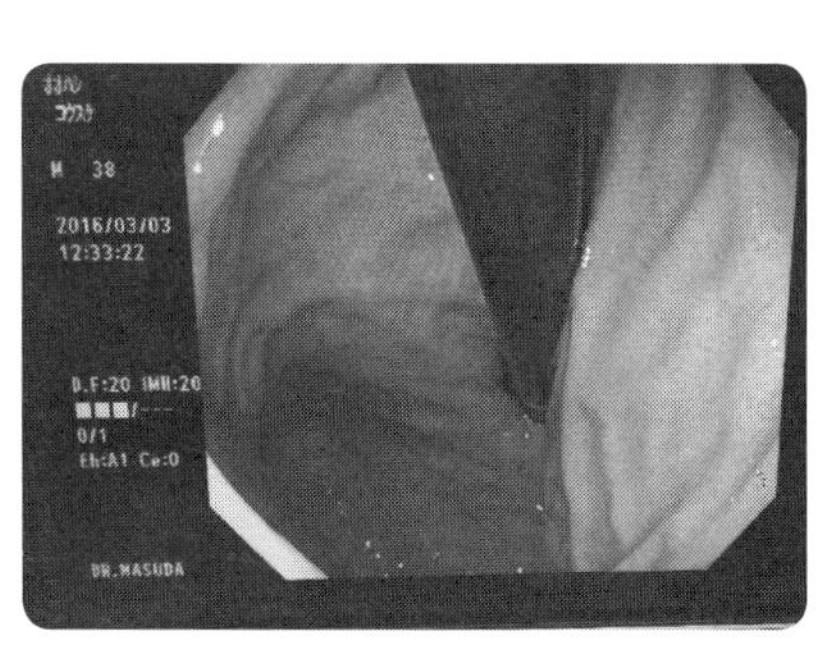

ただ、太い内視鏡をのどから抜いたあとに、自分の体の中を画像で見れるのは感動ものです。不思議な達成感もあります。

僕はストレスが溜まるとお酒に頼るタイプなので、胃の状態をかなり心配しましたが、とてもきれいな胃をしているとほめられました！　照れます！　さらにピロリ菌もいないだろうとのことでした。

他にも心電図や目や耳の検査を受けたあと、ランチをいただき、最後に先生から結果を教えてもらいます。やはり胆のうにポリープが多発しているとのことで、大きくなると「がん」を疑うのですが、まだ小さいので経過観察でいいとのことでした……。お会計はしめて11万7千円。高いですが、センター内は清潔でランチもおいしくてもサービスが充実していました。

センターの方にお話を伺ったところ、内視鏡もエコーもCTもそれぞれの検査で専門のスタッフがやっているということです。そういう病院はなかなかないそうです。検査のたびに、生年月日を聞かれます。本人確認もしっかりしています。さすが、聖路加国際病院です。

ちなみにランチはヨーグルトとコンソメスープが食べ放題でした!

告知編

この本のタイトルは「がんにならない方法」ですが、どんなに予防しても、がんになってしまう場合はありますし、家族ががんになり、対策を考えなければならない場合もあるかと思います。また、がんになったときに、どんな治療を受け、どんな生活を送るのか知っておくべきかと思いますので、がんになったらどのように医者を見つけ、どのように治していくのかもお伺いしました。

がんを告知されたら、いったんその場を離れる⁉

「もしがんと診断されたら告知はされるのでしょうか」

「ほとんどの場合、告知はされるね。昔は家族にだけ話して治療をおこない、最後まで隠し通す。そんなやり方だった。けど、いまは医療が進歩して、がんは患者と医者が協力して治す病気になったし、インフォームドコンセントといって、患者の『知る権利』が守られるようになった」

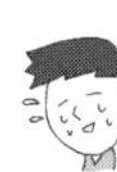

「自分が告知されたとしたら、冷静になれる気がしないのですが……」

「まあ、そうだろうね。どんなに医療が進歩しても、がんの告知は死の宣告というイメージがまだ強い。実際がんと告知されると『ものすごく苦しむんじゃないか』『もうすぐ死んでしまうんじゃないか』そう考えてしまって、うつになる人がかなりいた。医療技術は進歩したのに、患者のショックの受け方は今も昔もそんなに変わってないからね」

「ショックを和らげるためにいい方法はありますかね……」

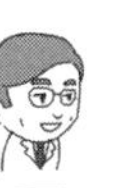

「気の利いた医者は、がんを告知するときに『ご家族と来てください』と言うはず。そのときは、一人で行かず必ず家族と行くこと。家族といることによって、安心を得られるし、告知されたあとは医者の説明を聞いてもらえる。というのも、がんを告知されるとショックで、医者の説明が頭に入ってこない。もしかしたら大切なことを聞き逃してしまうかもしれない。そのために家族に聞いてもらい、話をしっかりメモしてもらう。それで家に帰って家族と話し合うこと」

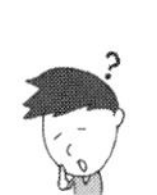

「家族と話し合う必要があるのはどうしてでしょう」

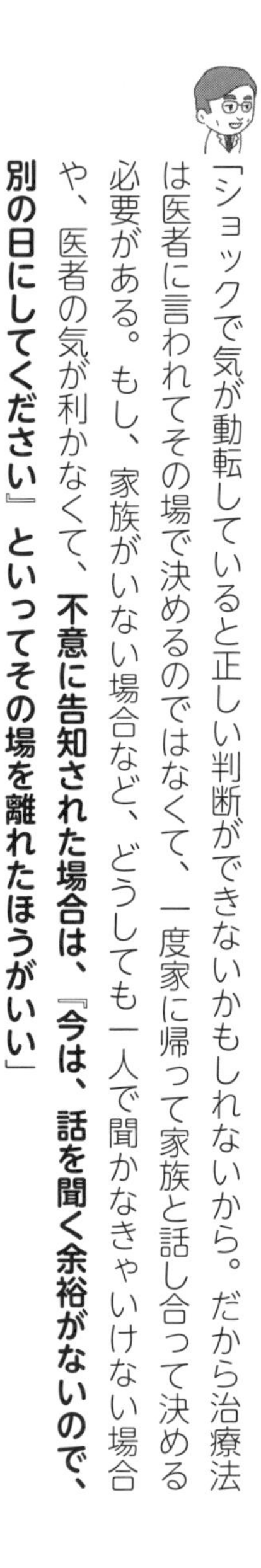

「ショックで気が動転していると正しい判断ができないかもしれないから。だから治療法は医者に言われてその場で決めるのではなくて、一度家に帰って家族と話し合って決める必要がある。もし、家族がいない場合など、どうしても一人で聞かなきゃいけない場合や、医者の気が利かなくて、**不意に告知された場合は、『今は、話を聞く余裕がないので、別の日にしてください』といってその場を離れたほうがいい**」

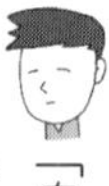

「自分がもし、がんと宣告されたら相当落ち込むと思うんですけど、どうやって精神状態をキープしたらいいんですかね……」

「『仕事でストレスをためすぎたのがよくなかったんじゃないか』とか『酒を飲んでたのが悪かったんじゃないか』とか原因探しをせずに、問題解決のほうに頭を向けたほうがいい」

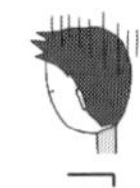

「きっとそれが難しいんですよね……」

「でも、僕の見てきたかぎりだと、ほとんどの人が1週間から2週間でショックを抜け出せる。ショックを抜けると、がんとどうやって戦うか、という前向きな気持ちが出てくる。人間はそういうふうにできているんだよね。それで、告知されてから1、2週間の苦しいときに支えになるのは、やっぱり家族や友人。まわりの人は黙って聞いてあげるだけで充分。患者さんの愚痴を無言で聞いてあげることが励ましになる。それで、パニック状態から抜け出したら、気持ちが治療に向かうの」

【まとめ】

・がんの告知をされるときはなるべく家族と聞くようにする
・しばらくはショックを受けるが、家族などの支えでショックから抜け出せる

余命はほとんど嘘だから信じないほうがいい

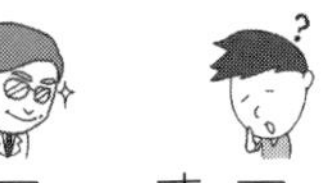

「がんを告知されるときに余命を言われると思うのですが、余命はどれくらい正確なんですか」

「余命自体が嘘だと思ったほうがいい。そもそも余命を言う医者は失格」

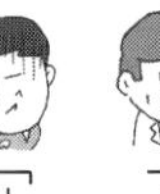

「失格ですか……」

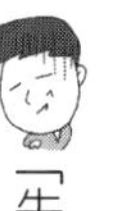

「そう。余命なんていうものは、医者が経験をもとになんとなく決めているだけのもの。がんや患者さんの状態、どんな治療法を選ぶかによっても大きく変わる。それに、**医者は余命を短く言う傾向がある。**もし余命より早く死んでしまったらクレームになるからね」

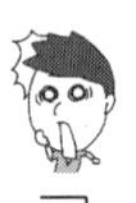

「え、そうなんですか……」

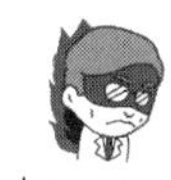

「そもそも、患者さんががんを言い渡されるときは、気が動転して頭が真っ白になる。それだけでも大変なことなのに、さらに余命なんて聞いてしまったら、精神的負担が大きすぎる。**受けなくていいショックを受けて、治療にいいことは一つもない。**それなのに『末期がんです。余命2か月です』と簡単に口にしてしまう医者がいる。そういう医者は本当に許せない！　心ない医者に余命宣告をされて、自殺してしまった患者さんも見てきた」

「……」

「医者たる者は『相手がそう言われたらどう感じるか』という感性を持たねばならない。私は長年の経験から日本人には余命告知は合っていないと確信している。私からは一度もしたことはないね！」

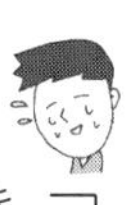

「あのう、すいません……。ただ、今後の人生のプランなどを考える際に、どれくらい生きられるかを知りたい人もいると思うのですが……」

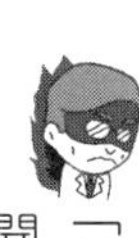

「それでも自分からは聞かないほうがいい。真実を受け入れようと思って、勇気を持って聞いたとしても、たいていの人は大きなショックを受けてしまう。実際、余命3か月と宣

告されて、ずっと生きている人はいっぱいいる。命には個人差がある。そもそも、『余った命』なんて、失礼だよね。がんの成長は意外に遅いから、免疫力を高めて進行を遅くすることに頭を使ったほうがいい」

【まとめ】

・受けなくていいショックを受けないために余命は聞かないようにする
・余命は医者が短く言っている可能性があるので信じないこと

医者は「ヨイショ」したほうがおトク!?

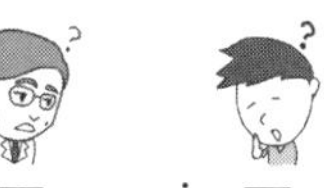

「先生、すいません。がんになって入院したらちゃんと医者に診てもらえるのでしょうか……」

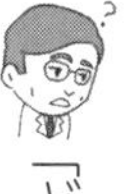

「どうしてそう思うの?」

「だって、病院って自分の他にも患者さんがいっぱいいるじゃないですか。しかもお医者さんは寝ずに働いてたりするでしょうし。そうしたときに、全力で治療をしてくれるか心配になります」

「まあ、医者だって聖人君子じゃなくて一人の社会人であり人間だからね。感じの悪い患者さんにあたったら、手を抜くことはないにせよ、その人にかけるエネルギーを減らそうとしてしまうことはあるかもね」

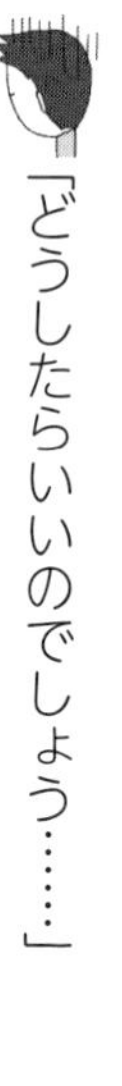
「どうしたらいいのでしょう……」

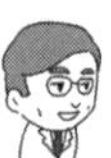
「医者から愛される患者になることだね」

「愛される患者ですか……」

「そう。たまに『金を払っているから、診てもらうのは当たり前』と思って横柄な態度をとったり、『高い薬つかって儲けようとしてるんでしょう』と疑ってかかったりする人がいるけど、それはよくない。あるいは、『どうせわたしのがんは治らないんですよね』『もう何をやっても無駄ですよ』とネガティブなことを言う患者さんもよくない。禁煙をすすめられたのに、隠れてたばこを吸ってしまうとか、治す意志が弱い患者は、とてももったいないことをしている」

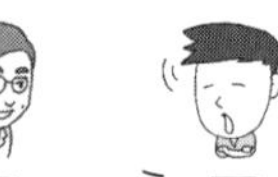
「確かに、そういう態度をとられると誰でもいやになりますよね……。では、どういうふうに接するのがいいのでしょう」

「治そうという気持ちが強いほうが、医者もやる気がでるから、まずは医者の話を良く聞いて、意図をよく噛み砕く。話はなるべくメモをとり、同じ話を2度聞かないようにする。わからないことがあったらしっかりと質問をする。あと、**医者をヨイショすることも忘れちゃいけない**」

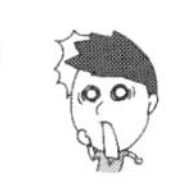

「ヨイショですか?」

「そう。医者は20代のころから『先生』と崇められてきたから、プライドが高い。担当医に対して、『不安でしょうがないのですが、先生とお話して救われました』『わたしも前向きにがんばりますので、どうか治療をよろしくお願いします』という意思を口に出して伝えればいい。医者は患者さんの病気を治すという信念を持ってやっているわけだから、使命感を抱かずにはいられないと思う」

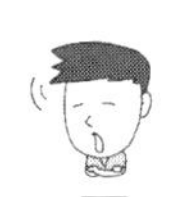

「確かにそう言われたら、もっとがんばってやろうって思うかもしれませんね」

「それに信頼関係を築いていれば、治療に関して自分の意見を言いやすいし、別の医者にセカンドオピニオンをもらいやすくなる。もし、担当医と言い争いをしてしまって関係が険悪になったときは『先生ごめんなさい。あのときは、気が動転していてどうかしてました。もう一度お願いします』としっかり謝ればいい。**医者と患者の間柄であっても人間関係の基本をしっかり守る**ということだね」

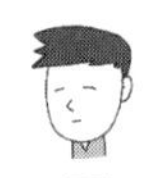

「わかりました！」

「ただ、医者に迷惑をかけまいと、痛いのを我慢して、医者に伝えない人がいるんだけど、それはやめたほうがいい。医者というのは、患者の変化を見逃すまいとしている。とくに抗がん剤治療は副作用が人によって異なる。医者の判断に狂いを与えてしまうかもしれないから、痛みなどは迷わず伝えたほうがいい」

【まとめ】

・医者に対してネガティブな言葉を出さず、前向きに治療に取り組む
・医者とよい人間関係を作るように努める

家族ががんになったとき

「家族ががんになった場合、どう接するのがいいのでしょう？」

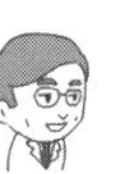

「家族が本人の代わりに医者との連絡係になったり、治療法を調べてあげるといいと思う。**医者から見ても患者との間に入って客観的な立場で治療法を見られる人がいると、治療がとても進めやすい**」

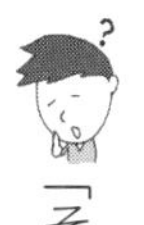

「それはどうしてでしょう？」

「がんと宣告された患者さんは精神的に追い詰められて、まともに治療法を判断できなかったり、医者とうまくコミュニケーションがとれなかったりすることがある。家族に心配をかけまいとして、治療を我慢してしまう人もいる。そうすると、いい治療を受けられないかもしれないから」

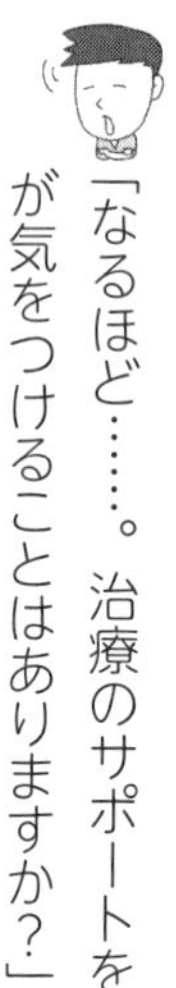

「なるほど……。治療のサポートをして負担を減らしてあげるんですね……。では、家族が気をつけることはありますか？」

「無理をしすぎないことだね。家族ががんになると本人と同じくらい家族も大変だから。とくに治療がうまくいってないときは、大切な家族を失ってしまうかもしれないという精神的なショックと看病による肉体的な疲れで、心身ともに疲弊してダウン寸前になってしまう人も見てきた。そういうときは、親戚や友人と交代でケアするなどして、人に任せられるところは任せたほうがいい。それで自分もゆっくり休むようにする。あと家族も『治る』という希望を持つことが大切。希望を持つと疲れ方が違うから」

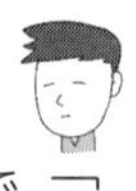

「うちの家族も、仕事をしながら遠い病院まで2時間くらいかけて通っていて、大変そうでした……」

「もう一つ気をつけることとしては、がんと戦っている患者さんに対して、干渉し過ぎること。以前、奥さんが乳がんになって、治療法についてあれこれ口を出す旦那さんがいた。パートナーが治療に対して前向きになるのは悪いことじゃないんだけど、その方は奥さんに対して、あれはダメだ。これはダメだ。と融通がきかなかった。そして、その患者さんが食事療法を始めようとしたときに、旦那さんの方が『そんな非科学的なものはダメだ』と否定してしまった」

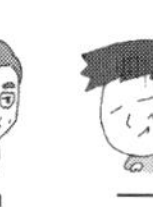

「それは、よくないですね……」

「その患者さんは残念ながら、希望を絶たれてお亡くなりになった。せっかく**前向きになっている患者に対して否定的になるのはよくない**」

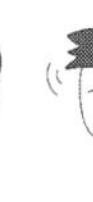

「なるほど……」

「あと、個人的な意見だけど、病気で死ぬんだったらがんは悪くないと思うの。家族というのは、がんをきっかけにまとまることがよくあるから」

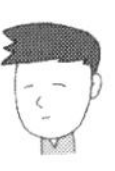

「どういうことでしょう?」

「たとえば、実家なんてよりつかなかった息子が、お父さんががんになって、毎週必ず地方から父親の世話をしに病院にくるようになったということがあった。家族の誰かががんになったときに、家族がなんとかしようと一丸となってがんに向き合う。まとまっていくのは、すばらしいことだと思う。『雨降って地固まることもあるんだ』と、いつも感心させられる。心筋梗塞や脳卒中はすぐ死んでしまうけど、がんは濃厚な家族との時間をすごせるの。もちろん痛いことも苦しいこともあるんだけどね」

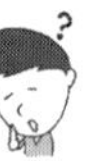

「あとすいません。僕は独身で、結婚の予定も当分なく、一生独身かもしれないのですが、家族がいない場合はどうしたらいいんですか」

「がんになって一人で思い悩むのは本当によくないから、同じがん患者と話すようにするといい。というのも僕ががん患者さんに『大丈夫です。がんばりましょう』と話したとしても、相手からしてみると『あなたはがんじゃないでしょう。わたしの気持ちはわからない』という感情が、心のどこかにある。一番近くにいる家族だって、がんを経験してないと、同じような感情を抱いてしまう。だから、がんの先輩から話を聞くのは精神的な支えになる。気持ちがわかるからお互い励ましあえるし、治療の情報も手に入るしね」

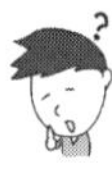

「がん患者と知り合うにはどうしたらいいのでしょう」

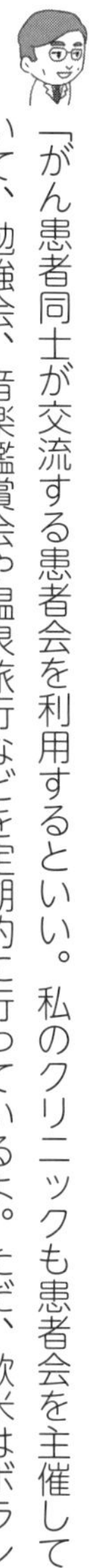

「がん患者同士が交流する患者会を利用するといい。私のクリニックも患者会を主催していて、勉強会、音楽鑑賞会や温泉旅行などを定期的に行っているよ。ただ、欧米はボランティアの精神が強いから、患者会が盛んだけど、残念ながら日本には患者会が多くない。だから近くの患者会を自分で探さないといけない」

【まとめ】

・家族ががんになったら、医者との間に入り、治療法などの相談役になること
・家族がダウンしないように、交代でケアをする
・患者に対して干渉しすぎないようにする

コラム

がんを経験された方にお話を聞いてきました その1

市川しおりさん（仮名）

悪性リンパ腫

——がんを宣告されてから治療までの経緯を教えてください

がんを宣告されたのは、子供が大学受験の直前で、私が50代のときでした。「悪性リンパ腫」というがんの宣告を受けました。

子供は一年浪人していて試験の直前だったので、真っ先に思い浮かんだのは「子供の受験に一緒にいられない」ということでした。

がんの宣告を受けたのは近所の病院だったのですが、診断してくださった医者から、私がまだ若かったこともあり、より高度な治療ができる病院に行くように勧められ、有名な大学病院に紹介状を書いてもらいました。

診断を受けて、2日後に転院して、すぐ抗がん剤治療をするような慌ただしさだったので、がんになったことについて深く考える余裕はありませんでした。

そして大学病院で検査を受けた結果、担当の医者から言われたのは「20パーセント程度しか助からない」という言葉でした。

とても落ち込みました。

そんなときに、病院の待合室でなんとなく週刊誌を開くと、あるドイツ式の食事療法について書いてありました。藁をもすがる思いで電話をすると、そのクリニックの方が水上先生を紹介してくださいました。


水上先生を訪ね、大学病院で「(助かる見込みが)20パーセントくらい」といわれたことを伝えると、「じゃあ、がんばって20パーセントに入りましょう」と言って手を握ってくれたんです。

その瞬間、涙がこぼれました。その一言が暗いところから引き上げてくれて、治療に向かって戦う気持ちになれたんです。

そのとき、大病院でできる治療法が限られていること、自分でできることもたくさんあることをお伺いして、がん治療においてハンドルを握っているのは私なんだと理解しました。

そして、もう一つ学んだのは医者であっても組織の一員ということです。あとで「治らなかったじゃないか」と言われる可能性がある。だから、「治ります」とか気軽なことは言わない。大きい病院だと立場上、なおさら言えないのです。

だからこそ、「治しましょう」という言葉をかけてくれる先生は貴重でした。患者の気持ちに配慮してくれる医者は本当に少ないんです。

——治療費は結構かかりましたか?

抗がん剤治療を受けたのですが、それ自体は健康保険の範囲内でした。高額療養費制度のおかげで毎月払う金額が一定額以上になることはなかったのですが、それでも、抗がん剤治療は何か月も続くので家計には大きな痛手でした。

ただ、もっと大変だったのが病室代です。というのも大きな病院に移ったときに、値段の安い大部屋が空いてなくて、空いてるのが個室だけでした。それが一泊3万5000円もしたんです。もちろんベッド代は健康保険の対象外です。数か月に渡り入院する可能性がありましたから、ベッド代だけで数百万もしてしまいます。それはとても払えないと思って、入院をやめようとしたのですが、主人が、「金のことを考えるな」と言ってくれて入院することにしました。
ただ、運よく主人が家族型の医療保険に入っていて、自分も共済に入っていたので、保険金がおりて本当に助かりました。結局トータルで300万円以上はかかりましたから。

――がんを克服した最大のポイントは何ですか？

家族の存在が大きかったと思います。
大学病院の先生が「20パーセントしか助からない」と言うんで、おそらく80パーセントはだめだったんだと思います。
でも、下の子が受験を控えてたし、上の子も就職活動を控えた大学生。自分がいなくなるわけにはいかないと思いました。
「治る」じゃなくて「治す」そう思ったのが大きかったと思います。

――旦那さんの存在は大きかったですか？

病院の待合室でなんとなく週刊誌を読んで、特殊な食事療法の記事を見つけてやってみようと思ったとき、「こういう食事療法をやってみようと思う」と主人に話すと、そのクリニックが地方にあったにもかかわらず、二つ返事でついていくといってくれたんです。

そのときに、「そんなものやってもしょうがない」とか、そんなことを言われなくてよかったと感謝しています。

不器用な主人でしたが、お前が苦労しているんだったら、俺も自分に何かを課したいと言ってパチンコをやめてくれました。あとは、夜のウォーキングをつきあってくれました。とてもうれしかったです。がんになって夫婦の絆が強まった気がします。

そして、がんが落ち着いてきたときに息子に言ったんです。

「受験のときに病気になっちゃってごめんね」と。そしたら「寝てるだけでもいいから家にいてほしい」と、言われたんです。

家族がいて本当によかったと思った瞬間でした。

自分のために長生きする。という考え方だったら、正直、ここまでこれてなかったと思います。

「家族のために生きたい」という気持ちがあったから生き残れたのだと思います。

治療選択編

「がんは一切治療しなくていい」は本当？

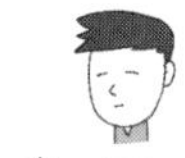

「ベストセラーになった本に『がんになっても一切治療しなくていい』と書いてありました。それは信じていいものでしょうか」

「信じないほうがいいね！　がんの中には進行が遅く、治さなくていいがんもあって、現在の医療だとそれを見極められないから、手術を受けて負担をかけるくらいなら放っておけばいい。というのが、おそらくその先生の主張。ステージが早い段階でがんを見つけて、治療を受けたことによって元気に生きている人がたくさんいることを無視してしまっている！」

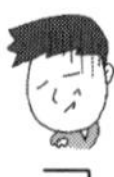

「……。ちなみにステージとは何でしょう？」

「がんの進行度を表す分類法（**図21**）。ステージの数字が大きいほど進行していると考えればいい。だいたいステージ0～ステージⅡの初期がんであるので、治せる可能性が高い。

［図21 がんの進行度とステージ］

大腸がんの例

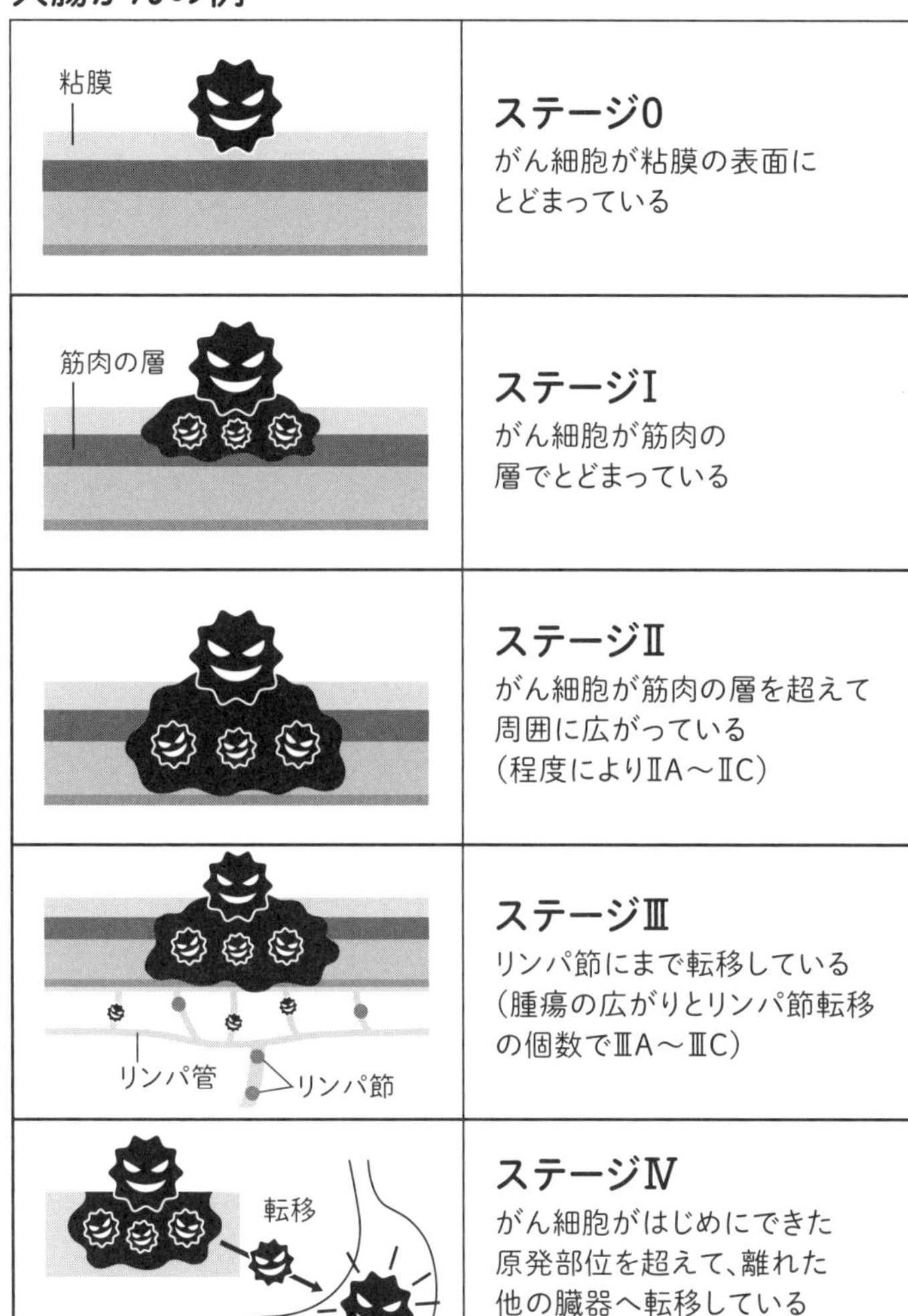

だからこの状態で発見された場合は、可能な限り治療を受けてしまったほうがいいし、この状態で治療しないのはナンセンスだね」

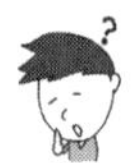

「それ以降のステージはどうなんでしょう？」

「当然、ステージが進むほど治療法が限られて、治療は難しくなってくる。一般的にステージⅢ〜Ⅳくらいを進行がんと呼ぶ。とくに高齢の方は体力的に手術ができなかったり、抗がん剤治療の副作用に耐えられないかもしれない。治療することによって、逆に命を縮めてしまうケースがある。そういうときは、体の負担を減らすために、治療をやめてがんと共存する方法を探っていく場合もある。あと、前立腺がんなんかは放置しておいていい場合がある」

「ケースバイケースなんですね……」

「そう。がんという病気はできる場所や年齢、進行度によって違う。また本人の人生観や死生観によっても治療法は変わってくる。だから『**一切治療しなくていい**』**のような極端な情報に惑わされないほうがいい**」

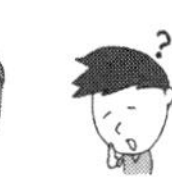

「ちなみによく聞く末期がんとはどういう状態ですか？」

「明確な定義はないんだけど、がんが全身に転移して体力が低下し、命の危険が迫っている状態を『末期がん』と呼ぶことが多い。でも私はこの言葉は使わない」

「それは、どうしてでしょう？」

「絶望的な響きがしてよくない。仮にこの状態になったとしても、治療法はあるし、何年も生きている人はたくさんいるからね」

【まとめ】

・がん治療はステージや年齢によって変わってくるのでケースバイケースで判断する
・全てを一概に「がんは治療しないでほっとけばいい」と考えるのは間違い

健康保険で受けられない治療とは

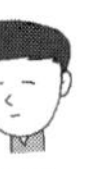

「健康保険で受けられる治療とそうでない治療には、どういった違いがありますか」

「まず、覚えてほしいのは、**原則として病院では保険診療しか受けられない**ということ。なぜなら、『保険診療と保険対象外の自費診療を混ぜて受けることができない』というルールがあるから」

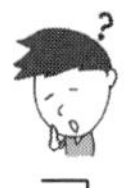

「それはどういうことでしょう？」

「たとえばがんになり入院して標準治療を受けるとする。入院代として一泊数万円くらい払う。さらに手術をしたら100万円単位でかかる。トータルすると300万くらいしてしまう。当然、自費では払えないから保険診療で受けたいよね」

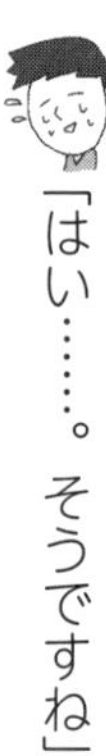

「はい……。そうですね」

「健康保険には『高額療養費制度』というのがあるから、健康保険に入っていれば一定額以上払う必要はない。年収にもよるけど、入院して３００万かかったとしても、保険診療の範囲だったら、月８万～９万以上は払わないですむ」

高額療養費制度

健康保険の範囲内の治療であれば、毎月一定額以上は健康保険組合などが負担してくれる。たとえば年収５００万の人は、約９万円以上を払う必要がない

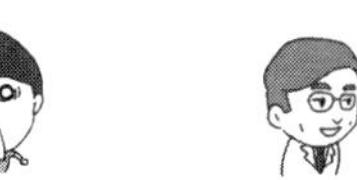

「ただ、さっきのルールがあるから、がんで入院中に保険対象外の先端治療を受けたくなっても受けることができない。仮に医者がこれをやってしまったら、最悪の場合、保険診療の権利を剥奪される」

「剥奪されるんですか……」

「そう。保険診療の権利を剥奪されるってことは、病院では働けないということを意味する」

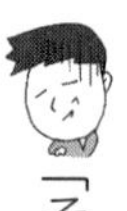

「それは、かなり厳しい罰則ですね……」

「そう。その制度があるから、病院の医者は自費診療には敏感。患者さんが自費診療を受けたいと言うとピリピリすることもある。古いシステムだし、患者さんにとって不利益な制度なので、ぜひ見直してもらいたいところだね」

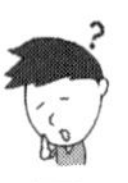

「じゃあ、健康保険内の治療を受けているときに、それ以外の治療を受けたくなったらどうしたらいいのでしょう」

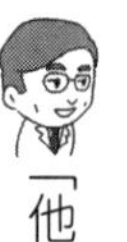

「他の病院やクリニックへ行かなければならない。そして、それは担当医に言ったほうがよい」

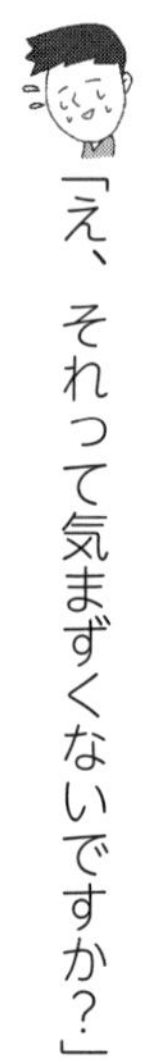

「え、それって気まずくないですか？」

「担当医としては、患者さんを治す気で治療にあたってるわけだから、当然いい気はしないよね。しかも、患者さんはその病院に戻ってくるのだから、奥さんに『浮気してきます。でも、すぐ戻ってきます』と言ってるようなものだね」

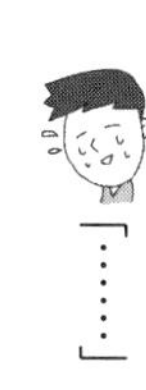

「……」

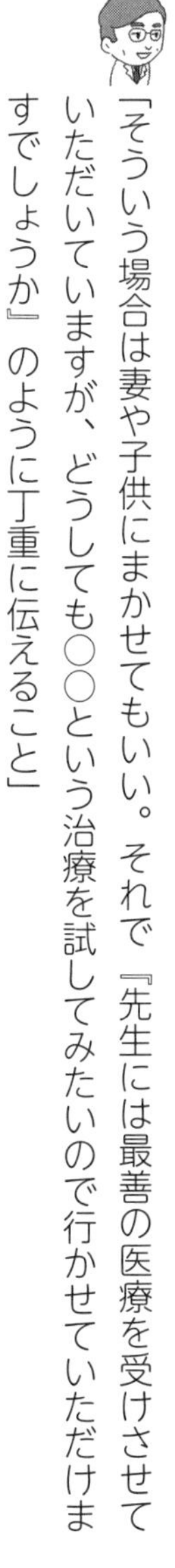

「そういう場合は妻や子供にまかせてもいい。それで『先生には最善の医療を受けさせていただいていますが、どうしても○○という治療を試してみたいので行かせていただけますでしょうか』のように丁重に伝えること」

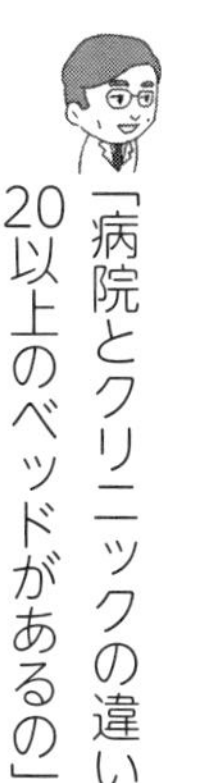

「あと先生、クリニックとはどういうところなのでしょう。病院の簡易版というイメージなのですが……」

「病院とクリニックの違いは、クリニックはベッドが19までと法律で決まっていて病院は20以上のベッドがあるの」

病院とクリニックの違い

病院……ベッドが20床以上　保険診療が中心

クリニック（医院）……ベッドが19床以下　非保険診療も行っている

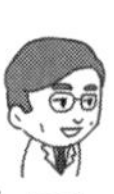

「病院は主に健康保険の範囲でおこなうのが基本で、**クリニックは健康保険の範囲外の診療がやりやすい。つまり大病院がやらない先端治療が受けられることもある**から覚えておいてほしい」

【まとめ】

- 保険診療と自費診療を同時に受けられない
- 入院中などに自費診療を受ける場合、担当医の気持ちを配慮してその旨を伝える
- 健康保健の範囲外の先端治療を受けられるクリニックもある

西洋医療と東洋医療のいいとこどりをする

「がん治療には、漢方とか食事療法とかあると思いますが、そういうのは効かないのでしょうか」

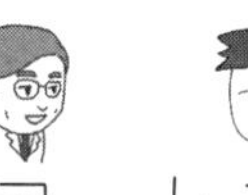

「漢方ってなんだかわかる?」

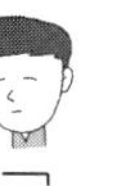

「高麗にんじんとか、そういうやつですよね」

「まあ、そうだね……。漢方は中国から伝わってきたもので、人間が本来持っている治癒力を高めることに重きを置いている。それで植物とか動物とか自然由来のものを組み合わせたのが漢方薬」

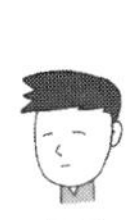

「あまり、効きそうなイメージがないのですが……」

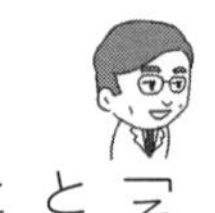

「そんなことない。人間の体というのは、がんを作り出してしまうけど、がんを止めようとする力も備えている。だから、そういったもので免疫力をアップさせることは大切なことなの」

「人間にそんな力が本当に備わってるんですかね……」

「それを説明するには、いい話がある」

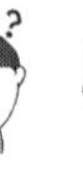

「なんでしょう?」

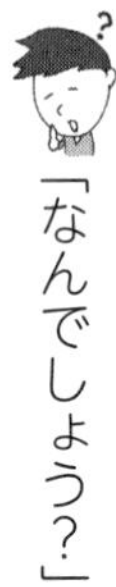

「私が留学しているころ、東大からカリフォルニア大に留学していた40代の女医さんと仲良くなった。その女医さんは腹部に10センチのがんが見つかり、転移していたため2か月しかもたないと宣告されてしまって、治療法がないことを医者の彼女はわかっていた。それで、その女医さんが何をしたかというと、部屋に線香を立てて仏教式の瞑想を始めたの」

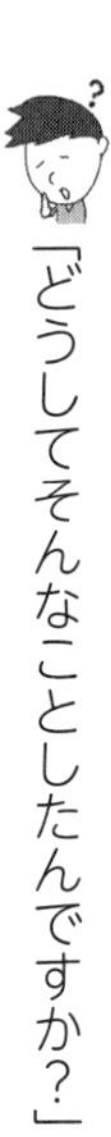

「どうしてそんなことしたんですか?」

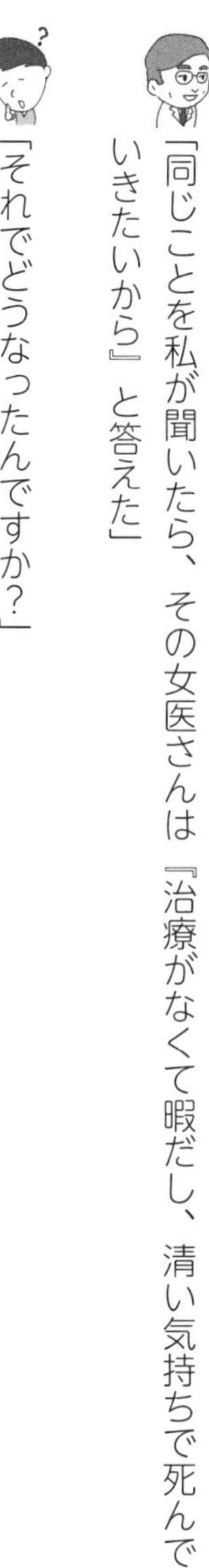

「同じことを私が聞いたら、その女医さんは『治療がなくて暇だし、清い気持ちで死んでいきたいから』と答えた」

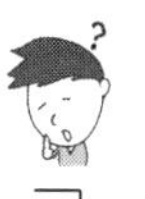

「それでどうなったんですか？」

「その女医さんのがんは2か月後に消えてしまった」

「えー!?」

「もちろん、かなりのレアケースで、ほとんどの場合、瞑想でがんが治るわけがないけど、**がん治療には何がおきるかわからないというのも事実。**だから、西洋医療以外の治療だって、やればいいし、そういうものにすがってもいい。もちろんあやしいのはだめだけどね。でも、日本の医療界はこういったものに否定的だから、やるやらないは自分で判断しないといけない」

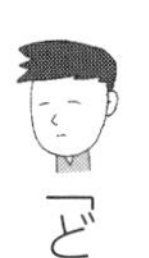

「どうして日本は否定的なんでしょう？」

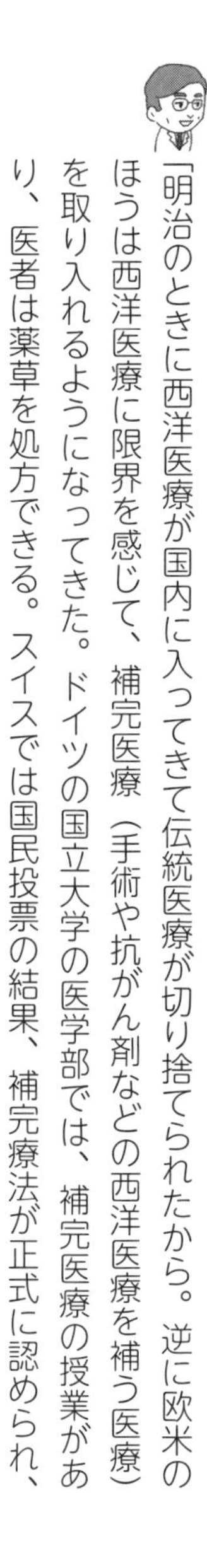

「明治のときに西洋医療が国内に入ってきて伝統医療が切り捨てられたから。逆に欧米のほうは西洋医療に限界を感じて、補完医療（手術や抗がん剤などの西洋医療を補う医療）を取り入れるようになってきた。ドイツの国立大学の医学部では、補完医療の授業があり、医者は薬草を処方できる。スイスでは国民投票の結果、補完療法が正式に認められ、健康保険の対象になった」

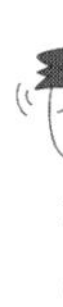

「西洋で東洋式の医療が取り入れられてるんですね……」

「そう。だから、西洋医療は絶対だめとか、東洋医療は絶対信じないとか、そういう**極端な発想を持たずに、それぞれのいいところをとればいい。**そういう医療をアメリカでは『統合医療』という言い方をしている。ハーバードやスタンフォードなどでも、統合医療部門を患者さんは自由に受診できる」

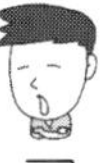

「なるほど……」

「ただ漢方やサプリメントは、医療業界では軽視されているので、統計データなどがあまりないの。だから、どれくらい効果があるかはわかっていないし、医者がいい顔をしないことも多い。もし、患者さんがサプリメントをやりたいと伝えると、自分の治療に悪影響が起きるかもしれないから、『そんなものはやめろ』と、はっきり言われることもある」

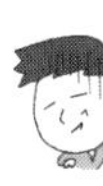

「そんなこと言われるんですか？」

「そう。でもね、医者は効用もよく知らないで否定してはいけない。欧米では医者はサプリメントを認めないと訴訟で負ける。効かないという証拠もないからね」

「とはいっても、インチキの漢方やサプリメントもあるんじゃないですか？」

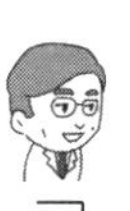

「残念だけどある。進行がんの患者さんにとっては、『がんが治る』なんて言葉を聞いたら、『もしかしたら……』と思って、多少高額でも買ってしまう。本当に気をつけないといけない」

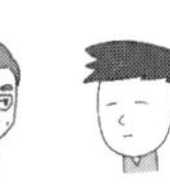

「インチキの薬を見極める方法はあるんでしょうか」

「**『絶対治る』と謳っているものは絶対やめたほうがいい。**何度も言ってきたとおり、進行がんが絶対治るなんてことは絶対ないし、ましてやサプリメントや漢方だけで治ることはまずない。他はダメだと謳っているのもやめたほうがいい。治療法には善し悪しがある。他が絶対ダメだとは言えるわけがない。あと、もう一つはやけに高額なもの。たまに10万とか100万とか平気でかかるものがある。よく調べて少しでも怪しいと思ったら絶対手を出してはいけない」

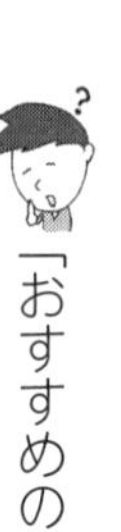

「おすすめのサプリメントはどんなのでしょうか？」

「サプリメントはあまり臨床試験されてないから、絶対これがいいというのはいえないんだけど、私がおすすめするのは『きのこのサプリメント』だね。信憑性はそこまでないんだけど、予防のところで話したとおり、きのこを食べていると発がんリスクが下がるというデータがあるからね。厚労省が医薬品として認めているカワラタケエキスを含んだクレスチンというものもある」

【まとめ】

- 西洋医療と補完医療のどちらかがダメというわけではなく、いいとこどりをすればいい
- ただしサプリメントや漢方だけでがんが治ることはない
- インチキサプリメントの見分け方は「法外に高い」「絶対に治る」「他はダメだ」とうたっているもの

スティーブ・ジョブズはなぜ亡くなったか

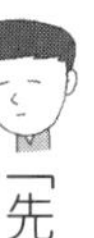

「先生、ちょっと話が逸れますが、アップルの創業者スティーブ・ジョブズはすい臓がんで亡くなりましたよね。きっと、恐ろしいほどお金があって、世界一の治療を受けることができたと思うのですが、やっぱりすい臓がんを治すのは難しいんですか」

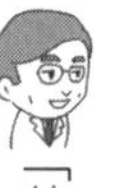

「彼は事情がちょっと特殊なの。すい臓がんの中でも比較的治りやすいがんで、初期で見つかっていた。でも、**自分の体にメスを入れるのをいやがって手術を受けず、代わりに絶食など民間療法に頼ってしまったの**」

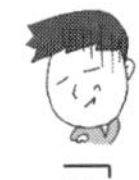

「絶食ということは、何も食べなかったんですか……」

「そう。それで、がんが進行してしまい、肝臓に転移してしまった。スイスで先端治療を受けたんだけど効かなかった。信頼できる医者がいなかったの。さっきも話したけど、民間療法だけに頼ったり、西洋医療を完全に否定するのはよくないんだよね。西洋医療にも

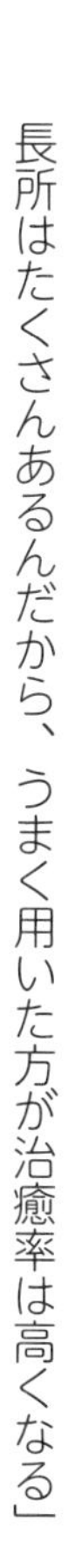
長所はたくさんあるんだから、うまく用いた方が治癒率は高くなる」

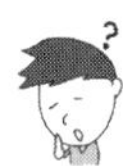
「ちなみに、すい臓がんというのは、なってしまったら治らないイメージがあるのですが、やっぱりそうなのでしょうか」

「そうだね。今のところ、すい臓がんはがんの中でも発生率は低いけど、極端に死亡率の高いがん。２０１１年のデータだと、胃がんになった人は13万人で死亡した人は5万人。前立腺がんになった人は7・9万人で死亡した人は1・1万人。一方すい臓は3・3万人に対して2・9万人が死んでいる」

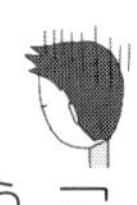
「やっぱりなってしまうと、なかなか治らないんですね……。それはどうしてなのでしょう」

「まず症状がない。胃のあたりが痛んだり、背中が重苦しかったりと、すい臓がん特有の症状じゃないから、みながんだとは思わない。それで痛みが続いて病院にいったときは周囲の臓器に沁みてしまっている」

［図22 すい臓の位置］

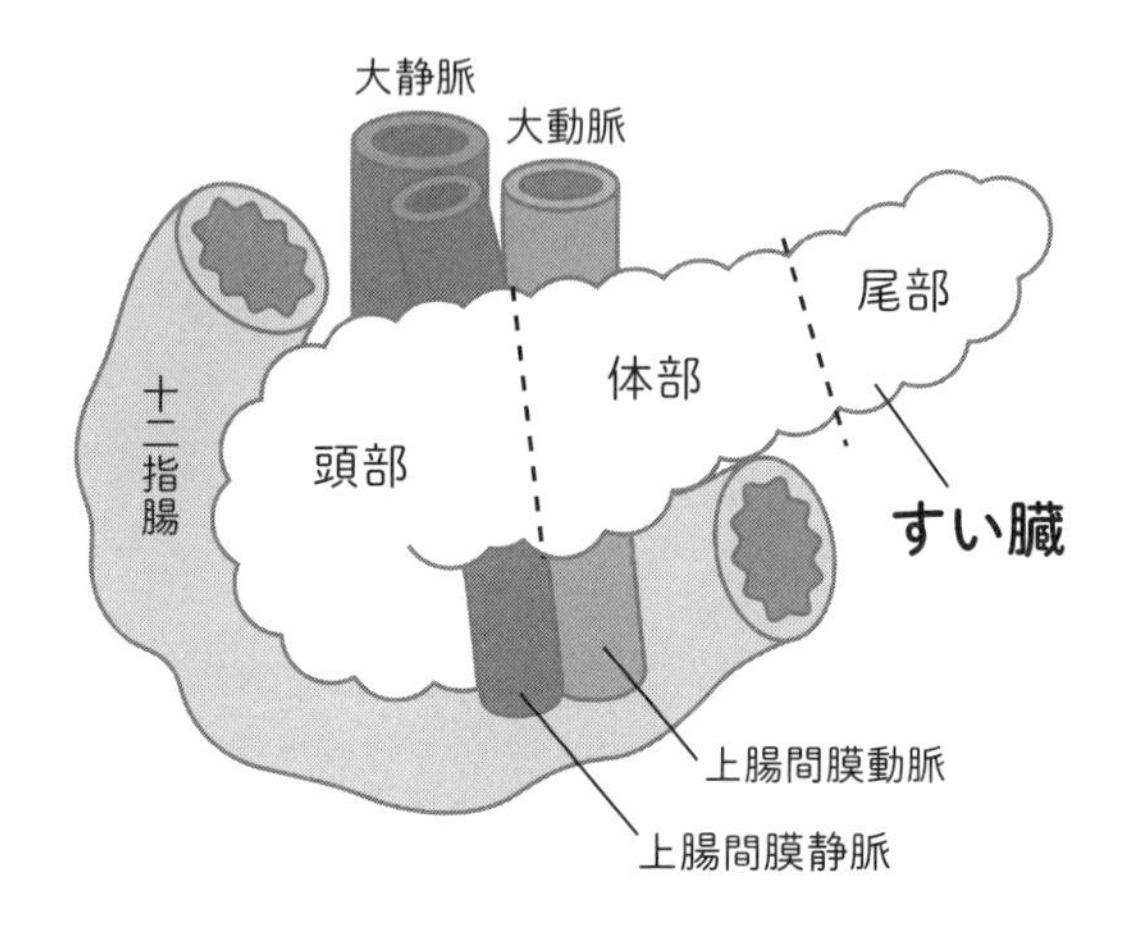

横から見た図

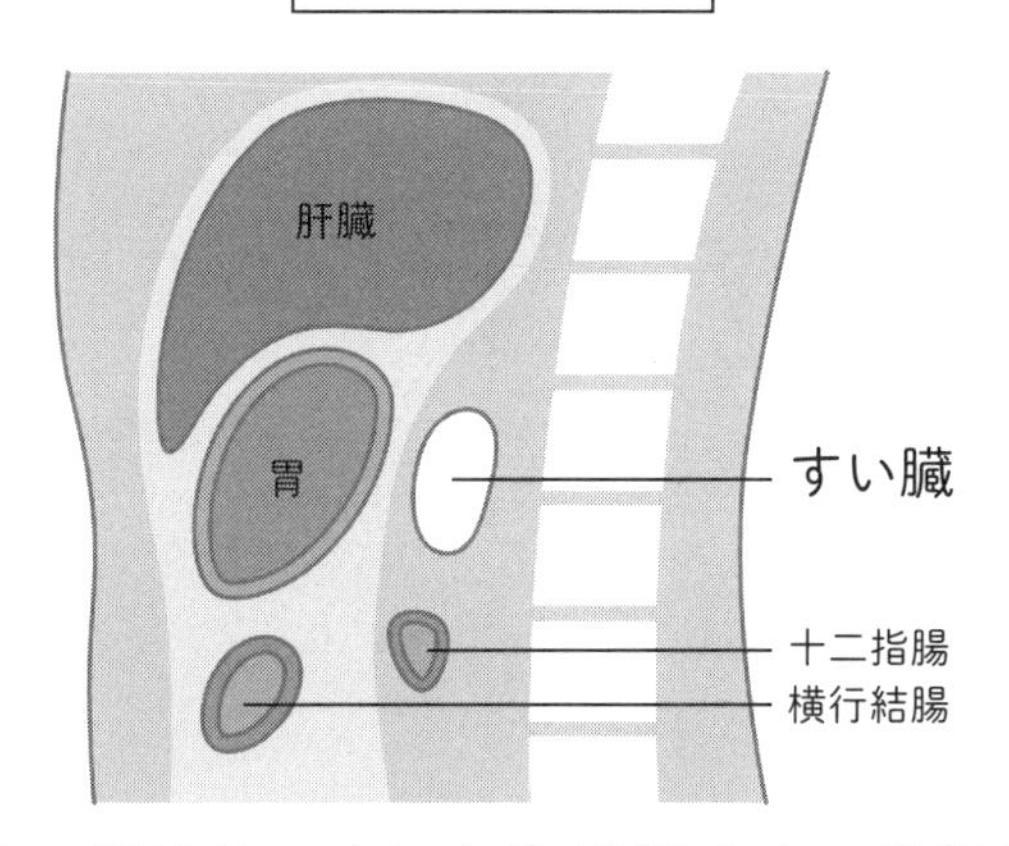

すい臓は体の奥にあり、動脈や十二指腸と接しているので手術が難しい

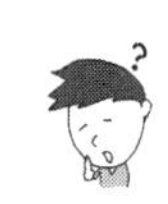

「検診に行けば見つかるんですか」

「すい臓は頭部、体部、尾部とあって、頭部と体部はさっき話した超音波検査で見つかる。ただ、尾部は見つかりづらい（**図22**）」

「まずいじゃないですか……。どうしたらいいんですか……」

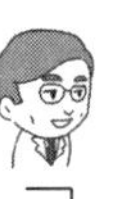

「そこもカバーしたいなら腹部のＣＴ検査を受けるといい。おおよそ２万から３万円。ただ、検診でパーフェクトに見つけることなんて不可能だし、すい臓がんになる率はそんなに高いわけではない。検診はどこかで線をひかないといけないから、腹部のＣＴを受けるかどうかは本人の判断だね」

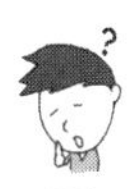

「すい臓がんは手術も難しいんですか？」

「すい臓がんは周囲に肝臓や十二指腸、胃、太い動脈など重要なものが接しているので、広がると危険で、場合によっては胃や十二指腸などを広くえぐり取る大手術になる。手術ができたとしても、がんを完全に取りきれないことが圧倒的に多くて、周りに広がったり肝臓に転移したりすることがよくあるね」

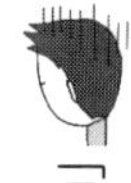

「見つけるのも大変だし、手術も大変なんですね……。ではどうしたらいいのでしょう？」

「たばこや肥満が影響するといわれているから、生活習慣を整え予防する。手術・放射線・抗がん剤をうまく組み合わせて、免疫力をうまく上げて治った人はけっこういる。それで医療技術の進歩は早いから、少しでもがんになるのを遅らせる。実際、免疫療法という先端治療で治るケースも増えてきているからね。（免疫療法についてはＰ２３８）」

【まとめ】

・すい臓がんは見つかりづらく周囲に広がりやすいがんなので、死亡率が高い
・定期的に超音波の検査を受ける。心配な人は腹部ＣＴ検査を受ける
・先端治療で治るケースも増えてきている

セカンドオピニオンは必ずもらう。場合によってはサードオピニオンも！

「あと、治療を受けるときに大切なことは、セカンドオピニオンを必ずもらうこと」

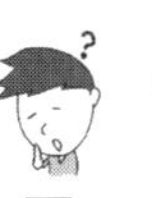

「それは失礼にあたらないのでしょうか」

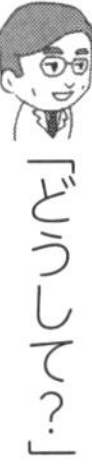

「どうして？」

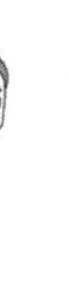

「だって、セカンドオピニオンって、『他の医者にも聞いてきます』ってことですよね。なんか疑ってるみたいで、気まずいですよね」

「そんなことは気にせず、がんと診断されたら、セカンドオピニオンは必ずもらったほうがいい。なぜなら、がんは最初の治療をしてしまうと、後戻りがほとんどできないから」

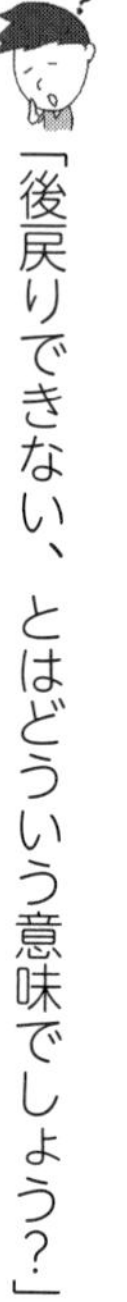

「後戻りできない、とはどういう意味でしょう?」

「がんの治療法は、主に3つある。手術でがんができた臓器を切ってしまうか、放射線を照射してがんを焼くか、抗がん剤でがんを殺すか、のどれか。これらは三大治療と呼ばれている」

がんの三大治療

・手術……体を開いてがんを切る
・放射線治療……放射線でがんを焼く
・抗がん剤……薬を投与してがんを殺す

「仮に、もし食道がんになって、三大治療のうち『手術』を選択したとする。手術をするということは食道を切り離すということ。切ってしまったら、臓器は戻せなくなるよね」

「ああ、たしかに……」

「ちなみに、食道を切ってしまうと、1日の食事を何回かに分けて摂らなければいけないなど、生活に支障も出る。抗がん剤治療を選択すれば副作用に苦しむかもしれないし、放射線治療で、まわりの臓器を傷つけるかもしれない。治療法には、それぞれメリットとデメリットがあり、**一度治療法を決めてしまうと、後戻りできないから最初の治療は慎重に決めなければいけない。**それに自分の得意分野へ露骨に誘導しようとする医者もいるしね」

「そんな人がいるんですか……」

「いるね。後遺症や副作用などのデメリットを説明しない人もいる。だから、医者の話を充分聞いたあと、別の医者からセカンドオピニオンをもらって、どの病院でどの治療法を受けるか決めなければいけない」

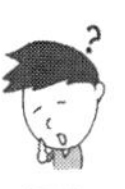

「やっぱり、基本は手術なのでしょうか」

「そうとも限らない。ここで、ひとつ覚えてほしいのは、日本の医者は三大治療のうち、手術を選択する傾向があるということ。**欧米では最初のがん治療は6~7割は放射線治療を選択するけど、日本では2~3割しかない**」

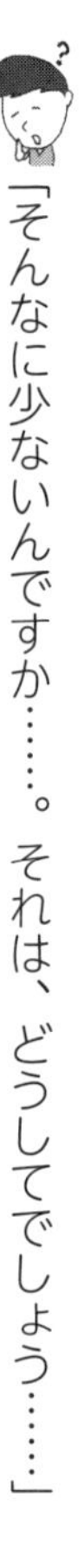

「そんなに少ないんですか……。それは、どうしてでしょう……」

「日本の病院は外科が力を持っているから。町の開業医が、がんらしきものを発見すると、病院に紹介状を書く先はたいてい外科。そうすると外科の先生が治療法を決めることになり、必然的に手術で取ってしまおうということになることが多い」

「え、そんな理由で手術されてしまうんですか……」

「それだけじゃない。**外科医は三大治療のうち手術が一番優れているという強いプライドを持っている**ので、悪気なく手術を勧める。常に手術で技術を磨いておく必要があるし、手術というのは100万単位で収入がある。病院経営の面から見ても、手術が選ばれやすいの」

「……」

「だから手術をすすめられたら、放射線医にセカンドオピニオンをもらう。逆に放射線を勧められたら外科医にセカンドオピニオンをもらうこと。最初の診断とセカンドの意見があまりに違って迷うなら、サードオピニオンをもらうこと」

【まとめ】

・治療法は決めてしまうと、後戻りができない

・日本は三大治療のうち、手術を選択する場合が多い。放射線治療も選択肢にいれること

・担当医に遠慮をせずセカンドオピニオンをちゃんともらうこと

病院はなぜ混むか？

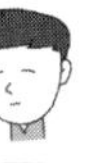

「先生、病院はなぜ混んでいるのでしょう。この前、腰が痛くて近所の総合病院に行ったら、2時間以上待ったあげく、5分で『原因はわからない』と診断されて、『腰痛の原因』と書かれた紙を渡されました……」

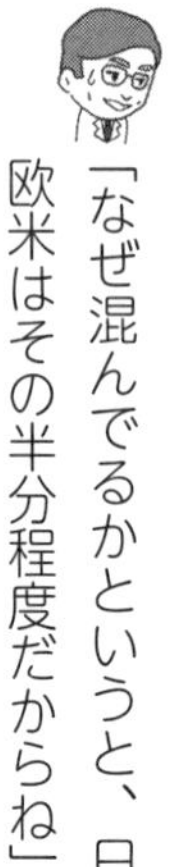

「なぜ混んでるかというと、日本の患者さんは受診回数が年平均で13回とやたらと多い。欧米はその半分程度だからね」

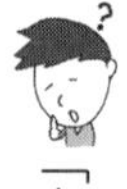

「なぜ、日本人は受診回数が多いのでしょう？」

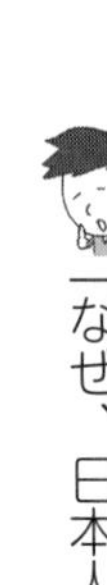

「医療費が安いからね。大抵の人は領収書を見てこんなに安くて良いのかと驚いている。個人の医療費負担が少ないので安心して受診する。だから、ちょっと風邪をひいたくらいで病院に来る人が増える。それで医者が忙しくなる」

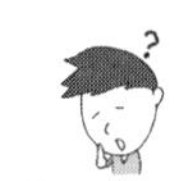

「でも先生、僕がいく病院なんて、診察は午前中だけでしたよ。午後は暇なんじゃないですか」

「それもよく言われるんだけど、医者の仕事は診察以外にも、紹介状や診断書などの書類作成、最新医療のキャッチアップなど山ほどあるからね。私も、夏休みをとって、家族と旅行に行く予定だったのに、出発直前で患者の容態が急変したと連絡が入り旅行にいけなかったことがあった。勤務医は離婚が多いとも言われている」

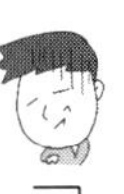

「離婚ですか……」

「しかも腕のいい医者ほど、人気があるから忙しくなる。朝から待って8間待ちなんて医者もいる。朝から夜まで休まず、もちろん食事もせず働いているの。それなのに、中には心ない患者さんもいて『3時間も待って5分しか診てくれないんですね』なんて言われてしまう」

「なんか歪んでますね。どうしたら解決されるんですかね」

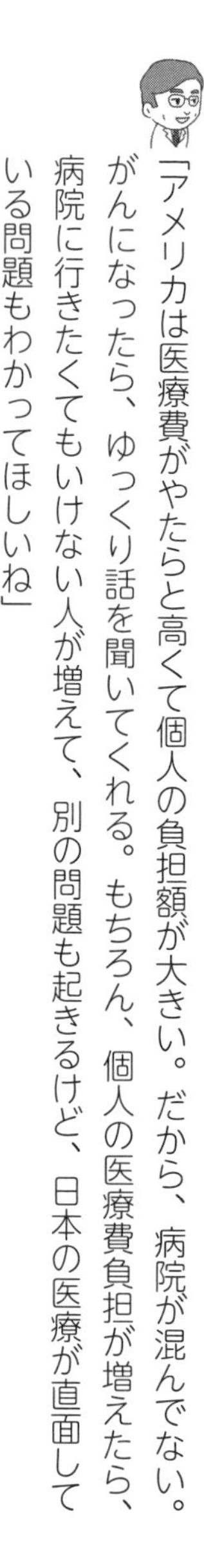

「アメリカは医療費がやたらと高くて個人の負担額が大きい。だから、病院が混んでない。がんになったら、ゆっくり話を聞いてくれる。もちろん、個人の医療費負担が増えたら、病院に行きたくてもいけない人が増えて、別の問題も起きるけど、日本の医療が直面している問題もわかってほしいね」

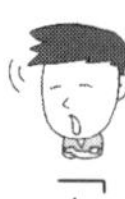

「なるほど……」

「これは、決して医者が忙しいからわがままを言うな、ということじゃない。もしがんになって手術するとしたら、**自分の命を預けているんだから、気分よく仕事をさせてあげたほうがいいに決まってる。**そのためには、相手がどんな生活を送っているか、知っておく。そうすれば、『いつもお忙しいところすいません』『今日も当直ですか』なんて声をかけられる。医者だって人間。夫婦と同じで、相手を理解してあげれば、いい関係が作れるってことだね」

「よくドラマでベッドがあいてなくて、入院できない。みたいなシーンがあるじゃないですか。あれは本当にあるんでしょうか?」

「残念ながらあるね。というのも、今、国の医療費が年間で40兆円くらいかかっていて、財政を悪化させているの。だから、厚労省は医療費を削減する政策を進めていて、病院のベッドを減らして、通院に切り替えさせたりしている。だから今は手術が終わると早めに退院させられることが多い。病院も効率的に患者を捌いていかないといけないから、ベルトコンベアに乗せたように治療をすることもある」

「ベルトコンベアですか……」

「そう。だからこそ間違ったベルトコンベアに乗せられないように患者さんも知識をつけないといけない」

【まとめ】

・医者の忙しい立場もわかってあげる
・国は医療費削減を進めていて、病院のベッドを減らす計画を立てている

医者が気に入らなかったら、チェンジをしてもいい！

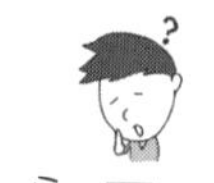

「がんになったとして、もし医者とそりがあわなかったり、信頼できないような人だったらどうしたらいいんですか？」

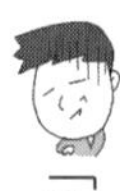

「遠慮なく変えてもらったほうがいいね」

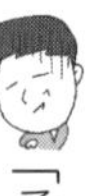

「そうなんですか……」

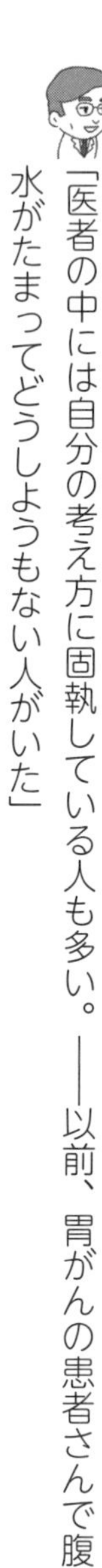

「医者の中には自分の考え方に固執している人も多い。——以前、胃がんの患者さんで腹水がたまってどうしようもない人がいた」

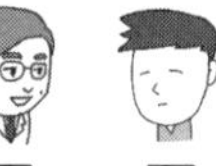

「腹水とはなんでしょう？」

「腹水というのは、進行がんで腹膜から水が漏れて、おなかに溜まってしまうことなんだけど、ひどいと妊婦のようにお腹が膨れ上がってしまう（図23）。しかも患者は苦しい。その人も腹水のせいで苦しくてしょうがないから、なんとかしてくれと担当医に訴えた。でも医者は、それを拒否した」

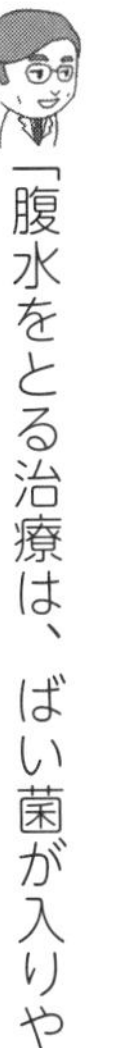

「どうして断ったのでしょう」

「腹水をとる治療は、ばい菌が入りやすかったり、栄養を含んでいる腹水をとることで、患者さんの体力を消耗させてしまったりするから、医者にとってもリスクがある。感染でもして、あとで訴訟でも起こされたら困るからね。だから患者は苦しいのをずっと我慢してたの」

［図23 腹水とは］

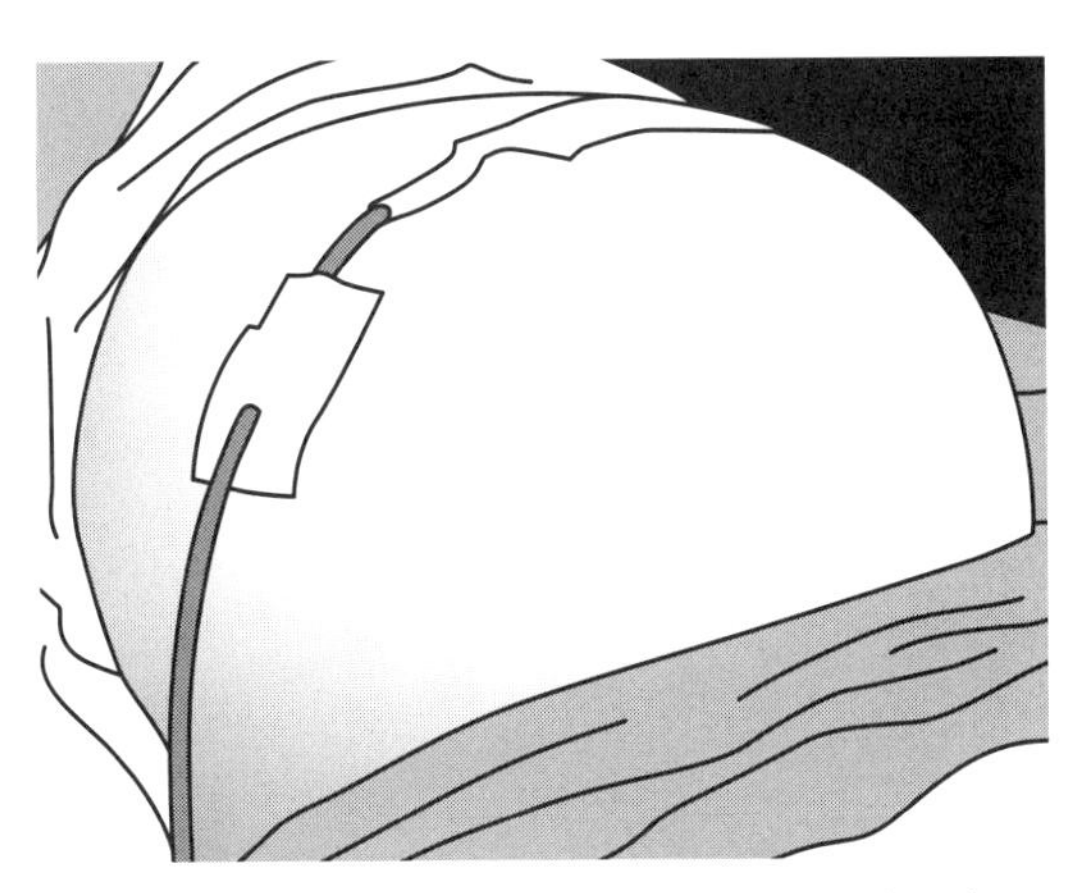

胃や大腸など腹部を覆う膜から水が漏れてお腹に溜まってしまう症状

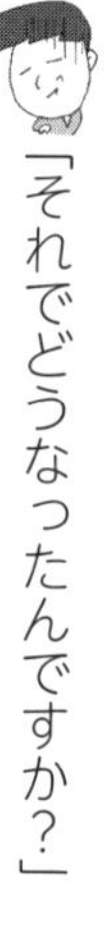

「それでどうなったんですか?」

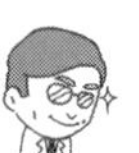

「僕の外来にいらっしゃったので、診察の上、友人のクリニックで腹水を抜いて、腹水の中の蛋白質成分を点滴で戻す方法を実行してもらい、その晩からぐっすり眠れるようになった。極限の苦しみを感じてたら、がんとは闘えないと思うの。医者の役目は、直接治療につながらなくても、患者さんの苦痛を減らしてあげることなんだよ」

「なるほど……」

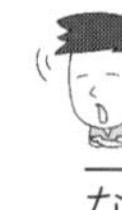

「過去にこんなこともあった。ある70代の女性の患者さんが、大病院の医者に肺がんと診断され、同時に2か月の余命告知を受けた。家族は担当医のあまりの冷たさに、僕の病院に紹介状を書いてほしいと頼んだんだ。でも、その先生は腕に自信があるのか、『自分の判断は間違ってないから、紹介状なんて書きたくない』と拒んだ。その横柄な態度に患者さんの家族が耐えかねて、その足でうちに相談にきたの。それで、私もその医者が間違っていると考えて、その病院の院長に『どうして、貴院の医者は紹介状を書いてくれないんですか。教育はどうなってるんですか』とその場で電話した」

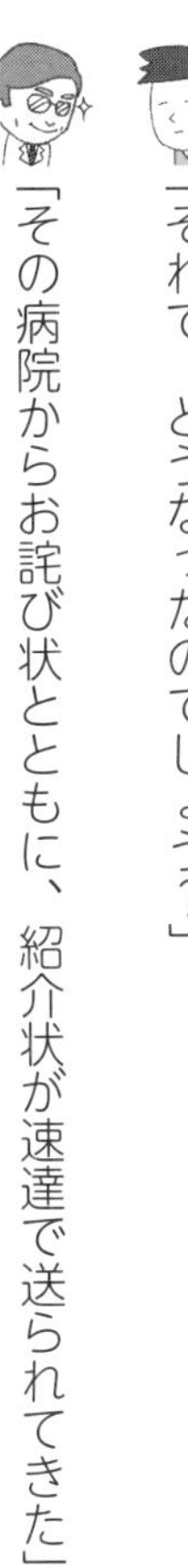

「それで、どうなったのでしょう?」

「その病院からお詫び状とともに、紹介状が速達で送られてきた」

「……」

「アメリカみたいに、何かあったら、すぐ訴訟するのはどうかと思うし、自分の思い込みで治療法を変えるのも、医者を困らせるし、自分のためにもよくない。でも、**どうしても、担当の医者に耐えられないときや、自分でよく考えた結果、他の病院に入りたいときに、申し出ることは決して悪いことではない**し、むしろそうあるべき」

「そういうときって怒られたりしないのでしょうか」

「それで、もし医者が理不尽なことを言う場合は、医者のほうが間違っている。苦しい治療を断ったり医者を変えたりすることに躊躇する人もいるかもしれないけど、自分の命がかかっているんだから、絶対遠慮してはいけない。医者を選ぶのも自分の責任だと覚えておいてほしい」

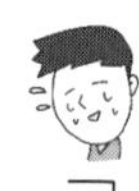

「すいません……。できれば、穏便に医者を変えたい場合はどうしたらいいのでしょう」

「**相性が悪いと患者が思うということは、医者もそう思ってることが多い。**だから、その主治医としても変わりたいと思ってる可能性が高い。そういう場合は本人同士で話すよりも第三者に入ってもらうのがよくて、そういうときに頼りになるのがナースだよね。ナースというのは医者と一緒に現場で働いているから、医者のことも患者のこともよく理解している。過去に同じような相談を受けているはず」

「どんなナースの方がいい、とかはあるのでしょうか？」

「ベテランのナースだね。ナースステーションを観察すると、ナースのボスみたいな人がいるから、そういう人を探して事情を話してみる。そうすると、裏でうまく手配してくれると思うよ」

「ナースのボスですか……」

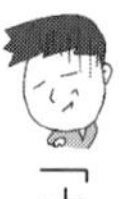

「そう……、ナースのボス」

【まとめ】

・もし、どうしても医者とそりが合わなかったら遠慮なく変えること
・穏便に医者を変えたい場合は、ベテランのナースに相談してみること

コラム

がんを経験された方にお話を聞いてきました　その2

山崎良彦さん（仮名）
大腸がん

――がんになるまでの経緯を教えてください

会社で年に1回、人間ドックを受けていました。そして、54歳のとき便に潜血反応があり、その後の内視鏡検査で大腸にポリープが見つかりました。

仕事柄、夜の付き合いが多く、遅くまで銀座で飲むこともしょっちゅうありました。ですが、ポリープは良性だったし、自分のまわりも、ポリープがある人は多かったのでそれほど大きなことだとは考えませんでした。

ところが、59歳のときいつものように内視鏡検査をしたところ、大腸がんが見つかったのです。

人間ドックのとき、患者は検査を受けながら自分の腸の中をモニターで見ることができるのですが、明らかに顔つきの違うポリープが見えたので、自分でがんだとわかりました。検診してくれた医者に「これがんですよね」と言ったのを覚えています。

そして、精密検査を受けたところ、がんのステージ3のbでした。ステージ3のbというのはリンパ節にまで転移している状態、ステージ4の手前。かなり進行している状態です。

あとから知ったのですが、大腸にポリープがあると、がんのリスクが上がるらしいのです。食生活の影響でがんができることも、なんとなくしか知りませんでした。なので、これといって生活を改めるということはしませんでした。

今となっては、がんについて正しい知識を持っておけばよかったなと思います。


――どうして毎年、内視鏡の検査を受けていたのに、がんは進行していたんですか？


おそらく、検査した医者が見逃したんだと思います。

検査を担当した医者は内視鏡が上手なベテランの医者でした。毎年、ほとんど痛みがなく、検査時間も短かった。

ただ、上手だったからこそ、見逃してしまったんだと思います。がんが見つかったとき、医者があわてていたことを覚えています。

セカンドオピニオンも受けましたが、「こんなに大きくなるまで見つからないことはありえない」と言われたし、サードオピニオンでも同じようなことを言われた。ベテランの医者だからこそ起きるミスだと思いました。

――ショックは受けなかったのですか?

あまり受けなかったですね。「俺も人並みだな」と思ったし、「嫌な事でも、苦手なことでも目をそらさず、直視して対処する」という習慣が身についていたので、「これもひとつの試練、しばらくはこの事に専念しよう」という気持ちになっていた。前向きな性格がよかったのかもしれないです。

――その後、どんな治療をしたのですか?

まずは手術。

検査をしてもらっていた医者も大腸がんを経験しており、申し訳ないという気持ちもあったのか、同じ執刀医を紹介してくれました。この執刀医は年間の執刀件数が200件前後あったので、私と妻も信頼できると判断しました。

そして、横行結腸を20センチ切除。リンパを20個取り、7つからがん細胞が見つかりました。

手術が終わって数日後、この執刀医が「山崎さん、俺多分、全部取り切ったと思うよ」と言ってくれてほっとしました。

執刀医に求められるのは知識だけではなく経験と手技の巧拙。私は運よくいい医者に出会えたけど、そうでなかったらと思うとぞっとします。よく「医者と弁護士の知り合いを作っておけ」と言われるけど、本当にそのとおりだと思いました。

手術に成功したとはいえ、5年生存率は良くて65パーセントと言われました。

だから、手術後は再発しないようにすることが目標になるのですが、妻はインターネットを駆使し、ここはという病院に足を運んで話を聞いてくれて、病院で受ける以外の治療法を考えてくれました。それは①免疫療法②ビタミンC点滴療法③中国に古来から伝わる漢方の紅豆杉④漢方⑤サプリ（マルチビタミン・ビタミンC・DHA・乳酸菌・スルフォラファンの5種）⑥人参・レモンのジュース⑦食事と生活習慣の見直しでした。

私は正直そこまで考えが至らなかった。私は免疫療法を除く、すべての治療を取り入れることにしました。5年たって、順調な経過をたどっていられるのも、妻の力が大きいと感謝しています。

——なぜ、免疫療法はやめたのでしょうか？

がんと宣告されたのは、2010年で、そのときはまだ免疫療法の成功率が高くなかったのです。

それに費用も高い。毎回、100万、200万とかかります。だから、免疫療法に関しては、最後の手段としてとっておくことにしました。

それから半年間の抗がん剤の投与が始まり、並行して超高濃度ビタミンCの点滴や漢方の服用を続けました。

食事は豚肉や牛肉、油っこい物は努めて避け、魚と野菜が中心で米は雑穀米。肉は油の少ない鶏のささ身。チョコレートやアイスクリーム等の甘い物は避けるようにしました。

酒量は元々多い方ではなかったが、糖を避けるために焼酎のお湯割にしました。

がんが見つかる以前は、ほぼ毎晩だった会食もきっぱりとやめ、2年目以降は週に1回程度としました。食事と生活習慣の見直しは、この5年ですっかり身についたので、特に苦も感じていません。

——何が一番つらかったですか？

やっぱり抗がん剤治療ですね。

2週間に1回のペースで半年間、3種類の抗がん剤を組み合わせた「フォルフォックス」というものを点滴で入れるのですが、この中にはもっとも副作用が激しい抗がん剤といわれている「5－FU」が含まれています。

最初はあまり副作用が出なかったので、いけると思いました。でも、しだいに倦怠感に襲われるようになりました。金曜日に投与するのですが、土日はずっと寝込んでました。

あとは、水を飲んでも金属の味がするようになります。何を食べてもおいしくない。しだいにやせ細っていき一時65キロあった体重が50キロをきりました。

私は休まず会社に通っていましたが、やつれた姿におそらく同僚は「もうアイツはだめなんじゃないか」と思ったでしょうね。

それくらい大変な抗がん剤治療だったから、もう二度とやりたくないと思いました。その気持ちのおかげで、いまも正しい生活習慣を守っていられます。

――お金はかかりましたか?

かかりましたたね。ビタミンC療法もサプリも漢方も無農薬野菜も値がはる。医療費控除を受けられますが、全部自費。年間で数百万円単位でかかりました。

――強い気持ちでいられた秘訣を教えてください

逃げるのではなく、病気と正面から向き合って前向きに生きていくことが大切だと思います。

私の場合、人生の先輩として「がんだって治る」ということを部下に示したいという気持ちもあった。だから、不調をおして会社に行ってました。抗がん剤治療をしていたときも会社は一日も休まなかった。

あとは、いい医者にめぐり会えたことも大きいです。

「もうだめですよ」と言われると、本当にダメだと思うし、「まだまだこれからですよ」と言われればがんばろうという気持ちになれる。医者の発言は重みがある。患者の立場によりそってくれる医者というのは貴重です。

治療編

腕のいい医者はどうやって探す？

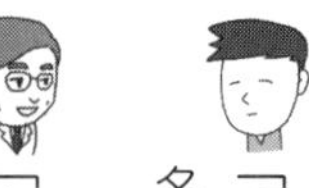

「手術を受けるとなったら、いい先生にお願いしたいと思うのですが、やっぱり庶民には、名医中の名医にお願いすることは難しいんですかね……」

「たとえば、どんな先生がいいの？」

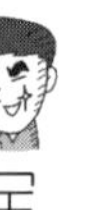

「天皇陛下を執刀した医者のような、ゴッドハンドと呼ばれる人です」

「まずね、大前提として手術で特別な技術が必要なのは、心臓のバイパス手術や、脳の手術で、そういった難しい手術には、そういう先生に執刀してもらったほうがいいかもしれない。だけど、**がんの手術は、それほど技術を必要としない場合が多い**の。だから、大病院の有名な医者ではないと、がんの手術を任せられないと考えるのは間違い。ある程度の技術と経験があれば問題ない」

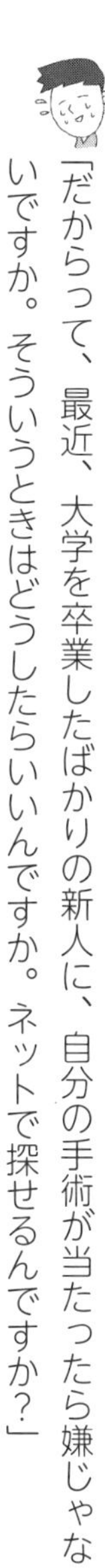

「だからって、最近、大学を卒業したばかりの新人に、自分の手術が当たったら嫌じゃないですか。そういうときはどうしたらいいんですか。ネットで探せるんですか？」

「よく、インターネットにも医者や病院の評判が載ってるけど、参考程度にしたほうがいいね。どこまで信用していいかわからないし、大切なのは患者と医者の相性だったりするから、自分の担当医としてふさわしいかどうかは別問題なの」

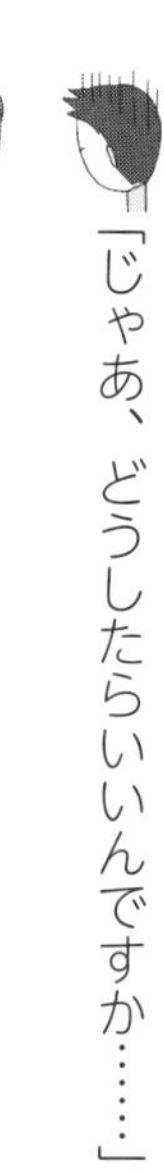

「じゃあ、どうしたらいいんですか……」

「たとえば、地元の病院でがんと診断されて、大学病院に紹介状を書いてもらうとするよね。そのときに、**診断してくれた医者にこう聞くのがいい。『先生だったら誰の手術を受けたいですか』と。**それが、その地域で活躍している腕のいい医者をみつけるコツ」

「ああ、なるほど。医者のことは医者に聞いたほうがいいんですね」

「そうだね。手術に限らず、普段から病気のことで何でも聞ける先生を一人持っておくことは大切なこと。あと、気をつけなければいけないのは、**腕のいい医者が、必ずしもやさ**

しい医者とは限らないということ。腕が立つということは、それだけオファーが多く多忙なの。だから、どうしても嫌だと思わない限りは、腕以外は目をつぶるのも、治療のうちと思ったほうがいい」

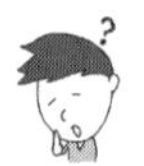

「ちなみに、いい先生は大病院にしかいないのでしょうか」

「そんなことない。地方の中規模病院にだって、腕のいい医者はいる。ただ、ほとんどの患者さんは大病院志向だし、地元の開業医も大病院を紹介したほうが安心だから、患者は大病院に集中する。大病院だと、患者が多いからマニュアルどおりの対応になってしまいやすい。だから、術後のケアがよくなかったり、**手術を受けたらすぐ退院してくれなんて病院もある**」

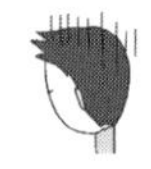

「それは、いやですね……」

「地元の病院だったら通いやすいし、そこまで混んでいないから、安心して手術を任せられる。術後のケアもしっかりしていることが多い。そういう病院にも働き盛りの40代で経験の豊富な医者はいる。患者の満足度は高いことが多いね」

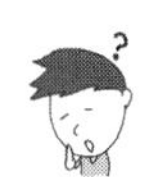

「もし、医者に聞いても教えてくれなかったり、教えてもらった医者が、そりの合わない人だったらどうしたらいいのでしょう」

「最後の手段としては、本で調べたり、人づてにいい医者を聞いて、その人のいる病院に行って、どんな先生か事前にナースに聞くのがいい」

「それっていきなり行って、『手術を受けようと思ってるんですけど、○○先生ってどうですか？』って聞くってことですよね」

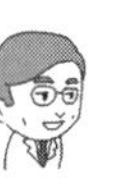

「そういうことだね」

「そんなこと聞いていいもんなんでしょうか？」

「自分の命を預けるわけだから、遠慮しないで聞けばいい。**がん治療は情報で差が出る**からね。さっきも言ったとおりわからないことや知りたいことがあれば病院や医者に遠慮しないでどんどん聞くこと」

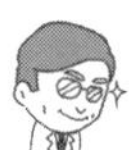

「ちなみに、どんなナースに聞けばいいんでしょうか?」

「やっぱりベテランのナースだろうね。ナースステーションに行ってボスを探す」

「ナースのボスですか……」

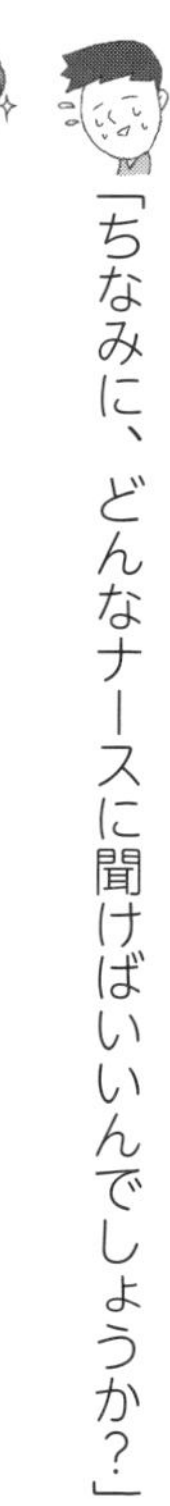

【まとめ】

- がんの一般的な手術はものすごく技術を必要とするわけではない
- かかりつけの医者に「先生だったら誰の手術を受けますか」と聞いてみる
- 地元の中規模病院にも優秀な先生はいて、術後のケアがよい場合が多い

医者に「すぐ手術しましょう」と言われても、すぐに手術してはいけない!?

「あと、手術について伝えておきたいのは、手術を勧められたら少し待つこと」

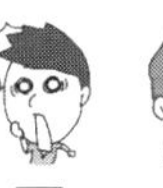

「え、待つんですか?」

「そう。がんが見つかったとき、『すぐ手術したほうがいい。詳しくは入院してから話しましょう』と、担当医が言ったとする。大病院はマニュアルどおりに処理されていくから、ほとんどの患者さんが病院の言われるがままにサインして、手術になっていくよね」

「はい……」

「さっき話したけど、日本の医者は手術至上主義が多いし、外科の先生が治療法を決めるから、手術を選択しがちになる。だけど、手術で臓器を切り取ってしまったら、もう戻すことはできない。だから、手術を勧められたら少し待つこと」

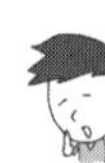

「でも手術を保留してしまったら、がんが進行してしまうんじゃないですか」

「**よほど進行したがんでないかぎり、1か月くらい待っても大丈夫**」

「そうなんですか……。では、手術を選択したときのメリットを教えていただけますでしょうか」

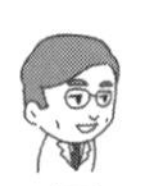

「手術の主なメリットは3つだね」

手術の主なメリット

・昔からある治療法なので膨大なデータがある
・医者が患部を直接見て、がんを切除できる
・近くに転移していた場合は、一緒に切除できる

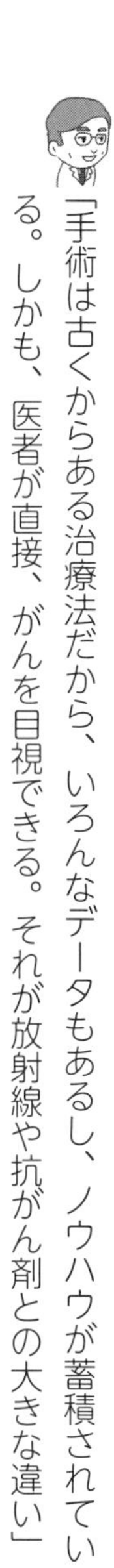

「手術は古くからある治療法だから、いろんなデータもあるし、ノウハウが蓄積されている。しかも、医者が直接、がんを目視できる。それが放射線や抗がん剤との大きな違い」

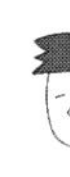

「患部を見れるのは大切なことなんでしょうか？」

「患部を直接処置できると、近くに飛び散っているがんがあれば一緒に切除できる。切除したがんは検査にまわし、どんながんなのか詳細を調べることができるから、今後の治療計画にも役立つね」

「手術に決めるポイントはどこにあるのでしょう」

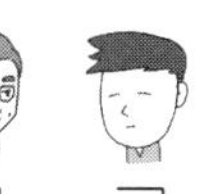

「リスクと後遺症だね。たとえ医者がどんなに簡単な手術だと言ったとしても、最悪の場合、感染症などにかかって死ぬ可能性だってある。だから、サインする前に治療内容や後遺症をよく聞いて、自分で選択しなければならない」

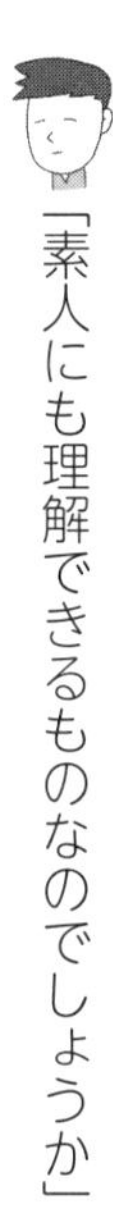

「素人にも理解できるものなのでしょうか」

［図24 胃がんの手術の絵］

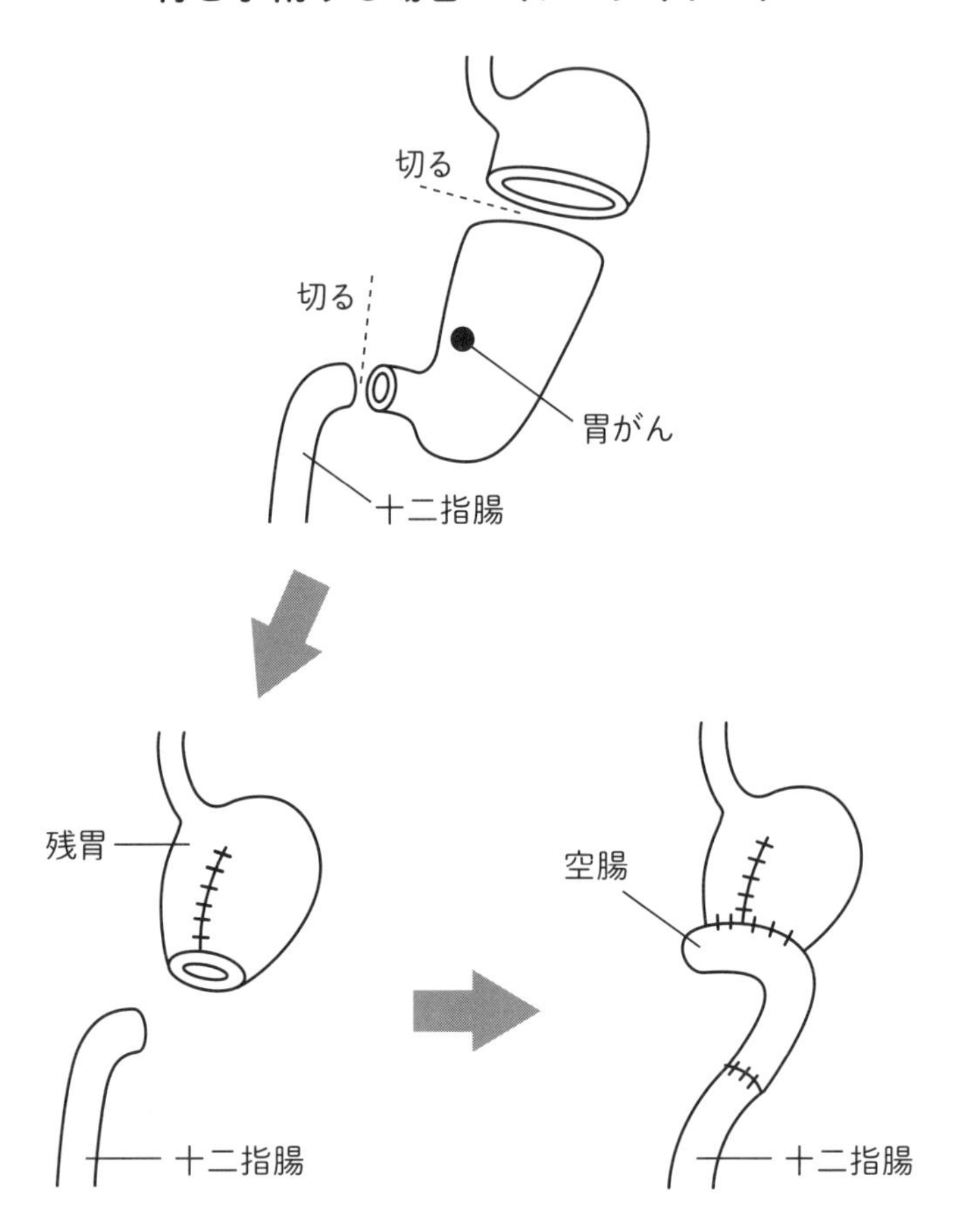

笹子三津留編著『胃癌治療ガイドライン対応版
胃がん治療のすべて』（築地書館）より

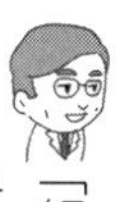

「細かいことまでは把握する必要はないと思うけど、手術の全体像は理解したほうがいい。その場合『先生、どの部分をどう手術するのか絵に描いて教えてもらえませんか』と医者に絵を描いてもらうといい。実際に絵を描いてもらうと、どこを切ってどうつなげるのかよくわかる（図24）」

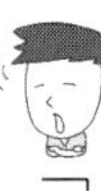

「たしかに絵に描いてもらうと、どんな手術かわかりますね」

「あと、がんが5センチだとすると、5センチだけ切ればいいと思っている人も多いんだけど、実際は大きめに切る。もし、がん細胞を一つでも取り忘れたら、それが、増殖していって再発ということになるからね」

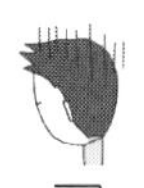

「そうなんですね……」

「そしてもう一つの判断ポイントが後遺症。がんの手術をするということは、自分の体の組織を一部切り取ることだから、当然、後遺症が残る。たとえば食道がんの場合は、食道を離脱させて、胃を吊り上げる大手術になる。手術自体が大変難しいし、食道を切ってしまうと、1日4回から5回に分けて食事をとらなければいけない。体重がガクッと減ってしまう。大腸の手術をすると排便障害になる人がいるし、子宮がんの場合は、足がむくむことがある。脳の場合は知的障害や運動障害になるかもしれない。このように手術を選択すると術後の生活の質が落ちてしまうというリスクを背負うことになる」

「……」

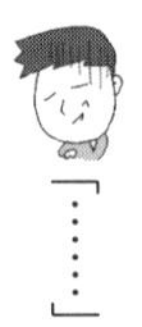

「手術するかどうかを判断するのは、本当に難しい問題。手術なら、患部を切ってしまうので、再発の心配が少ない。でも放射線治療なら、臓器を残すから後遺症が少ないし、費用も安い。手術を勧められたら放射線医に、逆に放射線を勧められたら外科医にセカンドオピニオンをもらうなどして判断すること。安易に手術をしないことが大切」

「ちなみに、もし直前で気が変わり手術を受けたくなくなったらどうしたらいいのでしょう」

「病院には怒られるけど、**どうしても手術を受けたくなくなったら直前でもキャンセルすべき。**たとえ、手術の同意書にサインしたあとでも、やっぱり手術を受けないという結論に至ったのであればキャンセルする」

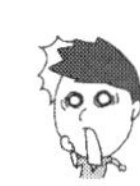

「手術の同意書にサインしたあとでも、断っていいんですか？」

「よくそう勘違いする人がいるんだけど、そんなことはない。その時点で同意したということだけで、何か問題があったときに何も言えないし、訴訟が起こせないということじゃない。もちろん相手には迷惑をかけたわけだから、事情を説明したうえでしっかり謝る。多少怒られても仕方がない。ただ、自分の命のことで、自分がよく考えた末に決めたことだったら妥協せずにキャンセルすること」

［まとめ］

・手術は臓器を切ってしまうため、どんな後遺症が残るか事前に詳しく聞いて判断する
・がんの手術をするときは、どんな手術なのか絵に描いてもらう
・直前でどうしても手術を受けたくなくなったら、事情を説明した上でしっかり謝って断る

がんセンターでは最新治療を受けられない!?

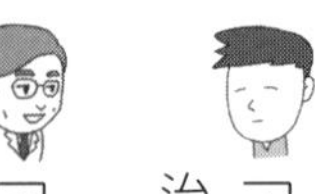

「次に、三大治療のうち放射線治療について教えていただきたいのですが、まず、放射線治療とはどんな治療法なんでしょう?」

「がん細胞に向けて、マシンから放射線を発射して死滅させる治療だね」

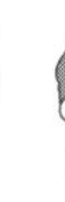

「外から、体の中にあるがんを狙って、目には見えない放射線を発射させるんですよね。そんなのうまくいくんですか?」

「昔は地下の薄暗い部屋に入って、医者が患者のがんの場所を、まさに銃で狙うようにして、放射線を当ててた。ものすごくアナログなやり方だったから、医者が慣れてないと患部をはずしてしまうことがあった。特に肺がんなんかは、呼吸で肺がどうしても動いてしまい、そうすると、がんの患部にちゃんと当たらない」

「ですよね……」

「すごく地味で、放射線科を選んだ同級生はゼロだったよ」

「……」

「しかも、放射線は体を貫通するから、放射線が通った、がん以外の場所もダメージを受けてしまう。だから、あまり大きなパワーをかけることができなかった。肺を狙ったときに心臓にもダメージがあったら困るでしょう」

「じゃあ、あまり放射線治療はよくないんじゃないですか？」

「いや、最近のマシンは性能がものすごく上がってきてるから大丈夫。コンピューター制御で、がんの患部を正確に捉えてくれるから、はずさないで済む。しかも、人工衛星で開発された追尾システムが搭載されているのもある。だから患者さんの肺の動きに合わせて照準も動く。こういうのはだいたいアメリカが開発する」

［図25 放射線治療は進化している］

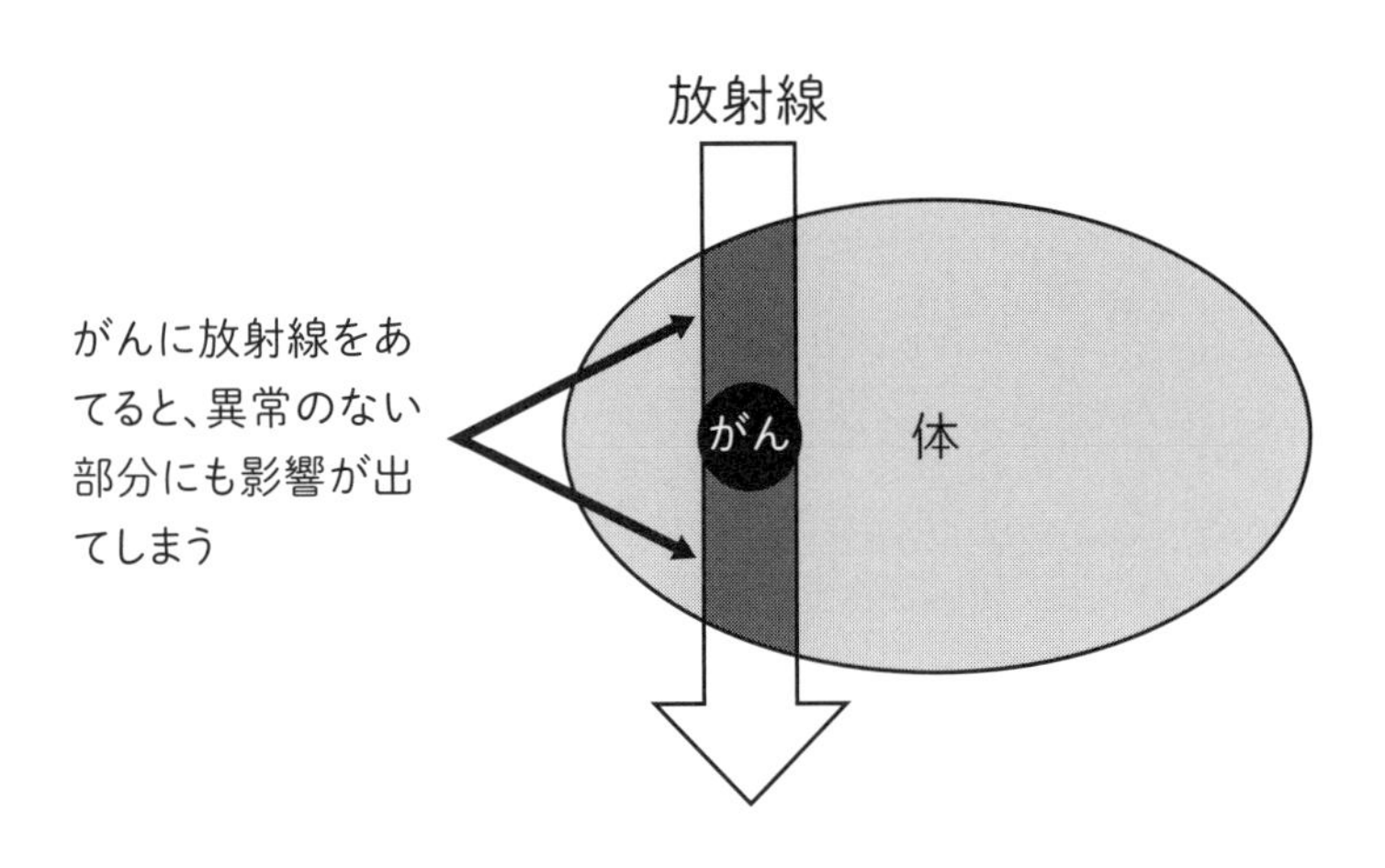

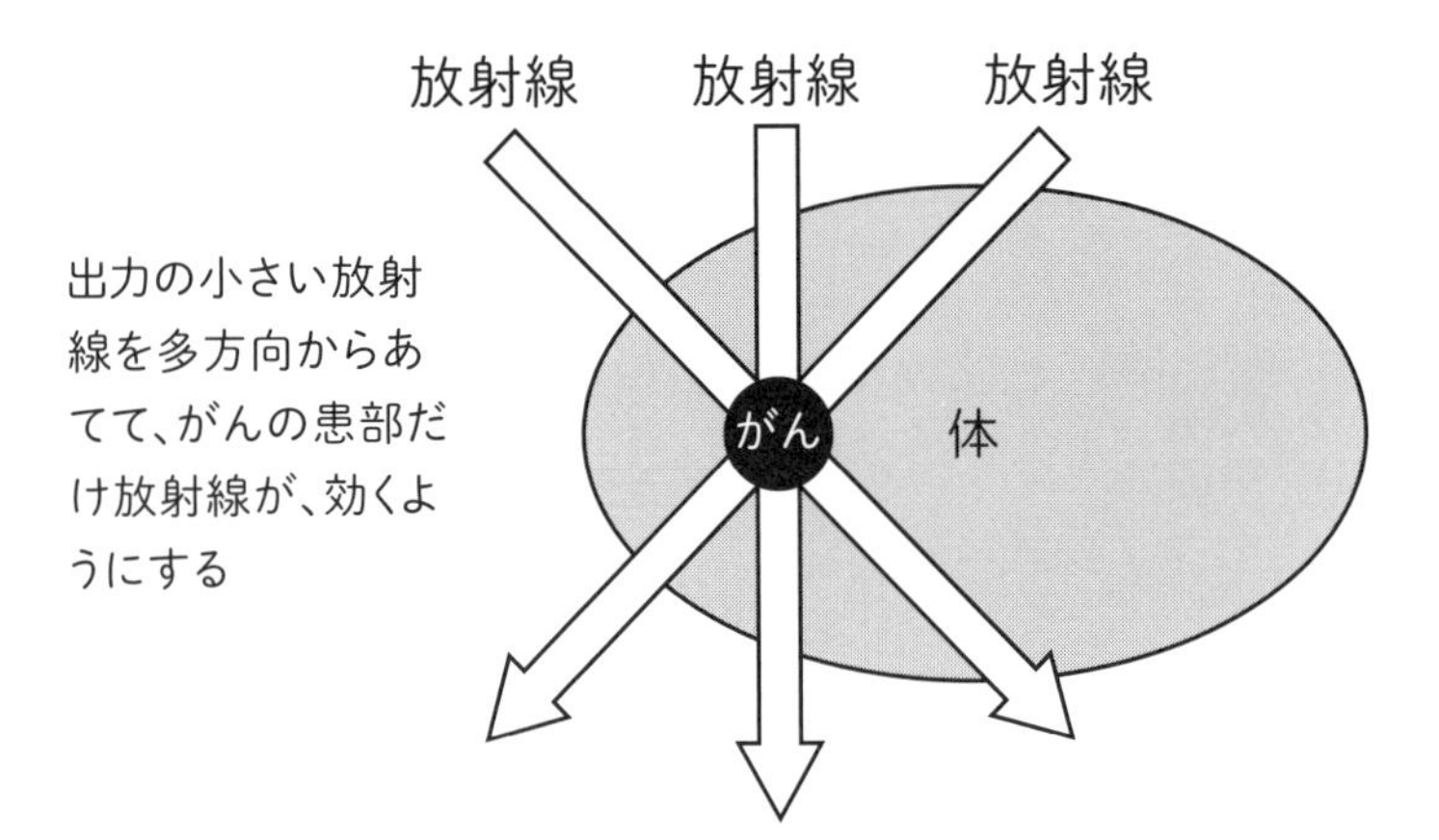

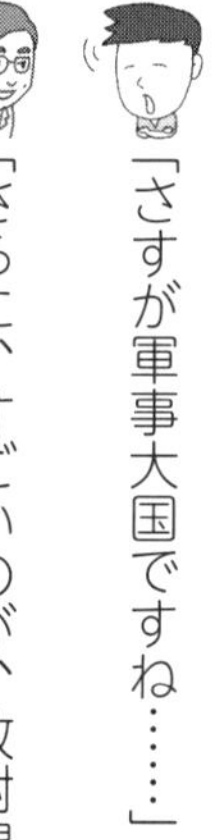

「さすが軍事大国ですね……」

「さらに、すごいのが、放射線を照射する場合、以前は出力を上げると他の組織がダメージを受けるから、パワーを出せなかった。でも、**今はパワーを少なくして、いろんな方向から分散させて放射線を発射するの**。だから、患部で放射線がクロスして大きな力になる。体をまわしながら、3方向とか4方向からやるから、体の負担を少なくして大きなパワーでがん治療ができるようになって、治療期間も短くなる（**図25**）」

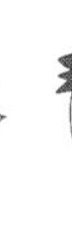

「その機械があるのって、やっぱりがんセンターとか大きな病院なんですか？」

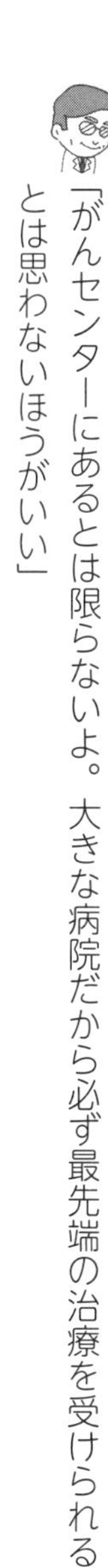

「がんセンターにあるとは限らないよ。大きな病院だから必ず最先端の治療を受けられるとは思わないほうがいい」

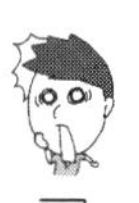

「え、そうなんですか……」

「**病院というのは7割が赤字**と言われている。だから、大病院では最新機器がなかなか買えなくて、古い機器でも、まだ使えれば使おうとする。特に各地のがんセンターは歴史があるので、古いものがあるね」

がんセンター
地域におけるがん医療の中核施設として、質の高い医療の提供、地域の医療機関や住民への情報発信、がん専門医の育成などの役割を担っている。国内に32か所ある。

「じゃあ、それを受けたくなったらどうしたらいいんですか？」

「逆に都内のクリニックのほうがあったりするね。都内のがんセンターの近くに、放射線治療の最先端の機器が入ったクリニックがあって、がんセンターの患者さんが放射線治療をするときに、そっちのクリニックを勧める医者もいるくらいなの」

【まとめ】
- がんセンターだから最高の治療が受けられると考えるのは間違い
- 放射線の最新機器は人体への負担が少なく、精度が高い

抗がん剤は毒物だった!?

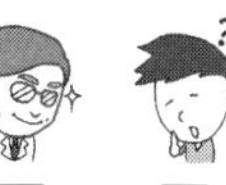

「続いて、抗がん剤について教えてほしいのですが、抗がん剤とはどんな薬なのでしょう」

「一言で言うと毒物だね」

「毒物……ですか？」

「そう。知ってのとおり抗がん剤には副作用が強い。欧米では『副作用』とは言わずに『毒性』という言葉を使う。もともと抗がん剤は第一次世界大戦で毒ガスを開発した際に、偶然発見されたの。だから毒物とも言える」

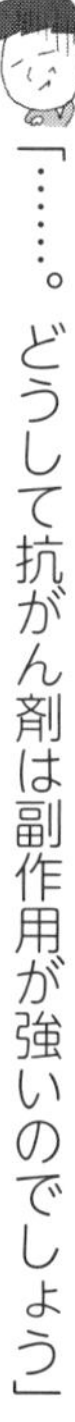

「……。どうして抗がん剤は副作用が強いのでしょう」

「抗がん剤は、**分裂するスピードが速い細胞を殺してくれる薬**なの。それを投与すれば、がん細胞は分裂が速いから死んでくれるわけ。でも、殺してしまうのは、あくまでも分裂が速い細胞だから、がん細胞以外の細胞も殺してしまい、それが副作用になる」

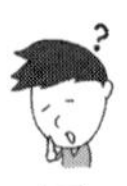

「どんな細胞が死んでしまうんですか」

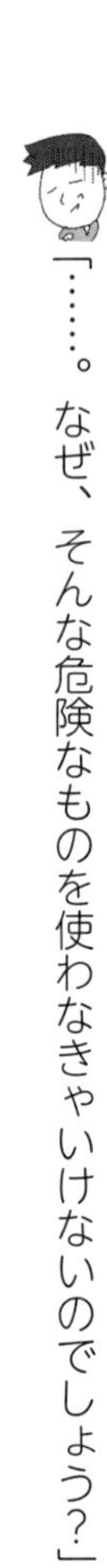

「たとえば毛根だね。髪の毛は細胞分裂が速いから、抗がん剤が作用してしまい、その影響で髪が抜けてしまう。それと、粘膜。口の中を怪我すると治りが早いでしょう。あれは粘膜の細胞分裂が速いから。抗がん剤をはじめると口内炎ができることが多い。食道や胃の粘膜にも作用することがある。そうすると吐き気や嘔吐を繰り返すことになる。腸の粘膜がやられると下痢になる。骨髄も24時間、血を作っているからやられやすい」

「……。なぜ、そんな危険なものを使わなきゃいけないのでしょう?」

「がんが1か所のうちは手術で切除するという選択肢がある。でも、がんが全身に転移してしまうと、一つ一つ手術するわけにいかなくなるから、抗がん剤治療を選択しなければいけない場合がある」

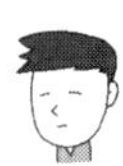

「抗がん剤の副作用というのは事前にわかるものなのでしょうか」

「使ってみるまでわからない。お酒を飲むと人によって酔い方が違うでしょう。それと同じように**抗がん剤は人によって作用が全く違う。**副作用がほとんどない人もいるし、嘔吐や下痢を繰り返す人や手足がしびれる人もいる。ひどいときには白血球が減ってしまい、生命の危険にさらされる場合がある」

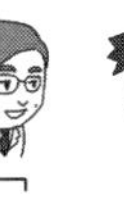

「……」

「しかも、抗がん剤だけの治療で大きな成果は、あまり期待できない。手術前に抗がん剤治療をして、がんを小さくしてから切るとか、手術と組み合わせるケースがある。でも、もしメリットが少なければ断ることも考えたほうがいい」

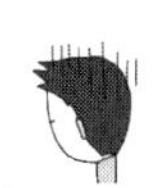

「僕の祖母を見ていると抗がん剤治療は、最初は効いてちょっとよくなったあと、また効かなくなるイメージがあります……」

「そうだね。抗がん剤は最初、全身のがんを縮小させて大きな成果を出す。でも、しだいに効かなくなってしまう。それは『薬剤耐性』と言うんだけど、抗がん剤の投与を続けていると、**がん細胞が抗がん剤を毒として吐き出すようになってしまう**から。あと、遺伝子自体が変わってしまい、効かなくなってしまうこともある」

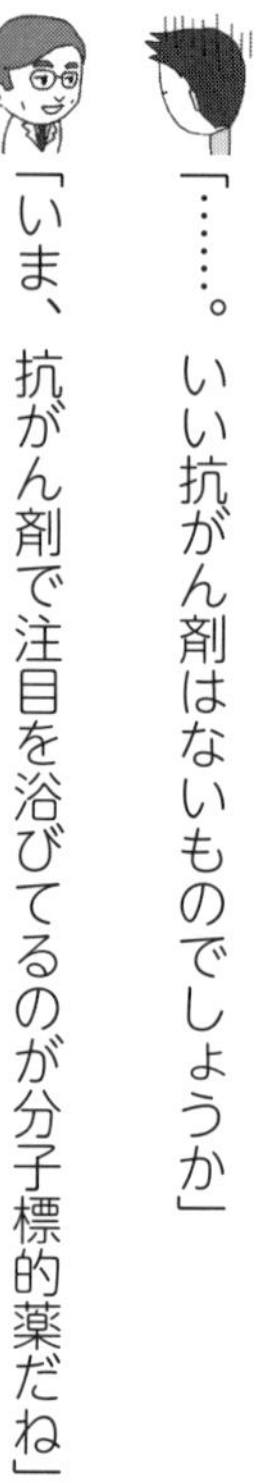

「……。いい抗がん剤はないものでしょうか」

「いま、抗がん剤で注目を浴びてるのが分子標的薬だね」

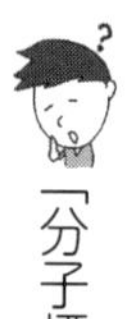

「分子標的薬ですか？」

「がん細胞には、増殖するときに重要な役割をする分子があるんだけど、その分子を見つけて働きを阻害する。普通の抗がん剤は、正常細胞とがん細胞を分け隔てなく攻撃してしまうんだけど、**分子標的薬だったらがん細胞だけを攻撃しようとするから、副作用が少ない**」

「少ないってことはゼロってわけじゃないんですか」

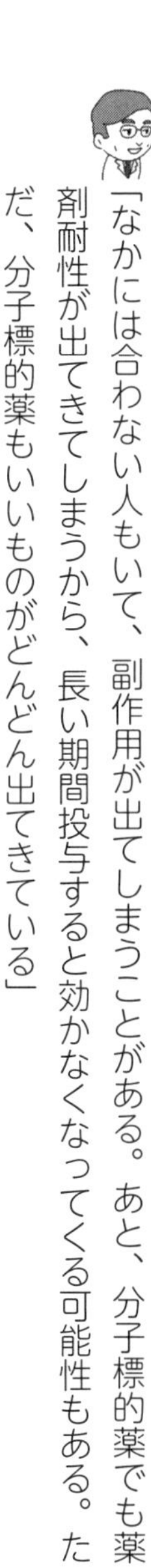

「なかには合わない人もいて、副作用が出てしまうことがある。あと、分子標的薬でも薬剤耐性が出てきてしまうから、長い期間投与すると効かなくなってくる可能性もある。ただ、分子標的薬もいいものがどんどん出てきている」

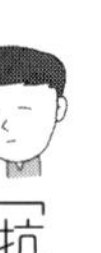

「抗がん剤の副作用を和らげる方法はないのでしょうか」

「サプリメントで和らげることができる。一例をあげればグルタミン（グルタミン酸ではない）というアミノ酸を毎食後に10グラムを服用するといい。これはアメリカのMDアンダーソンっていうがんセンターなど超一流の病院で使われている。これを使うと、抗がん剤の副作用が減りやすい。ただ、日本の病院はサプリメントに懐疑的だから、医者に言ってももらえない。だから自分で買って飲まないといけない」

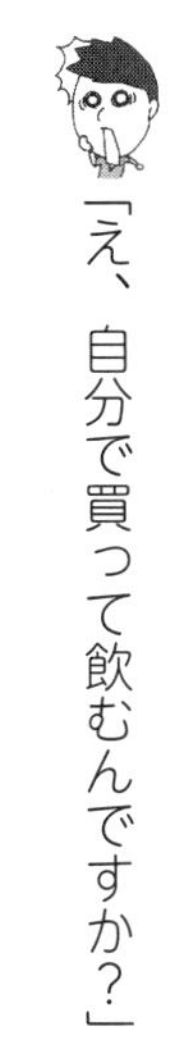

「え、自分で買って飲むんですか？」

「そう。売ってるから、自分で買う」

「……どうして病院で出してくれないんですか？」

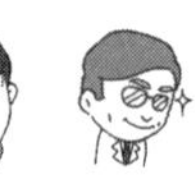

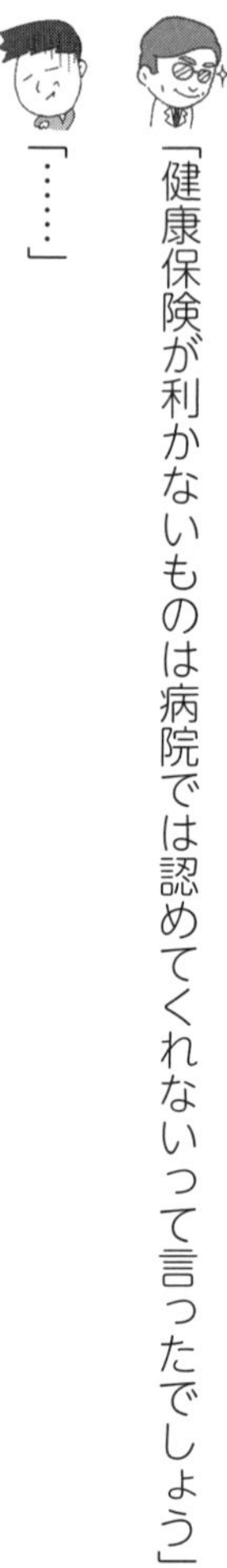

「健康保険が利かないものは病院では認めてくれないって言ったでしょう」

「……」

【まとめ】

・抗がん剤はがん細胞だけでなく、普通の細胞にも効いてしまう。そのため強い副作用がある

・抗がん剤はしばらくすると効かなくなってくる

・分子標的薬はがん細胞にだけ作用する薬

・抗がん剤の副作用を和らげるサプリメントは自分で買う（病院では処方されない）

抗がん剤治療をするべきか、否か

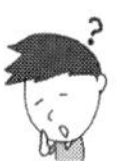

「医者に抗がん剤を勧められたら、どのように判断したらいいのでしょう」

「まず抗がん剤といっても、いろんな種類があるし、がんの種類によっても効果が変わってくる。効果が期待できるのは、『急性白血病』『精巣がん（睾丸のがん）』『悪性リンパ腫（血液のがん）』などのがん」

抗がん剤が効くがんと、効きにくいがん

①完治が期待できるもの……急性白血病、ホジキンリンパ腫、精巣がんなど
②延命が見込めるもの……乳がん、卵巣がん、大腸がん、一部の肺がんなど
③延命があまり見込めないもの……食道がん、胃がん、すい臓がん、腎臓がんなど
④効果が期待できないもの……甲状腺がん

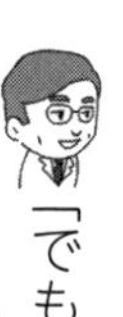

「でも①のがんは、がん患者全体で見たら10パーセントにも満たないマイナーながん。つまり、大半のがんにおいては、抗がん剤では、がんを小さくすることはできても、完全に治すことはあまり期待できない」

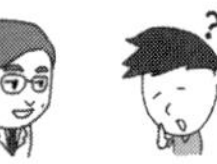

「じゃあ、なぜ医者は抗がん剤を勧めるのでしょう」

「延命を期待しているからだね」

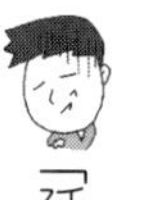

「延命ですか……」

「がんの勢いが速いときに一度たたくという意味では有効だと思う。たとえば食道がんだったら、がんが大きいと食べ物が通らないんだけど、抗がん剤で小さくなれば食べ物が通るようになる。ただ、**手術のあとに再発を防止するための抗がん剤治療は、大きな効果はない**ので、あまりお勧めはしてないね。今まで説明してきたとおり、抗がん剤には強い副作用がある。苦しむことが多いから」

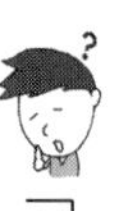

「どうやって判断するのがいいんでしょう?」

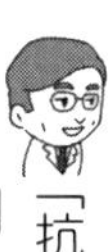

「抗がん剤を勧められたら、**まずは使った場合と使わない場合の違いを主治医にしっかり聞く。**たとえば、『平均的に1、2か月延命できる。ただ、どんな副作用が起きるかはわからない』と教えてもらったとする。そしたら、副作用と戦ってでも1、2か月を延命するか。それとも1、2か月であれば、苦しい副作用を避けるか、という判断をしなければならない。これはほとんど人生観、死生観の問題だね。あとは、手術のときと同じくセカンドオピニオンの医者に相談したり、がん病棟あるいは化学療法外来のベテランのナースに話を聞いてもらったりして、冷静に判断するのがいい」

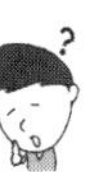

「抗がん剤の種類によって効き目は違うんですか」

「もちろん違う。抗がん剤の評価には『奏効率』というのを使う。これはがんが半分の大きさになる率であって、がんが治る確率じゃないから気をつけたほうがいいね。だから、医者が仮に『この抗がん剤は奏効率が20パーセントですよ』と言っても、半分になる率が20パーセントだからまったく安心できるものではない。患者の立場から考えれば半分になる確率ではなく、生存率のほうが大切。生存率を聞いて判断したほうがいい」

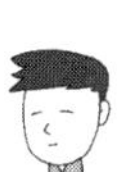

「先生、抗がん剤治療を受けるか受けないか、実際のところはどっちがいいんでしょう」

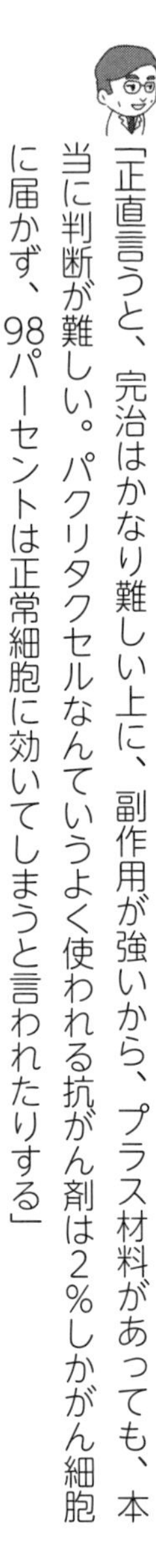

「正直言うと、完治はかなり難しい上に、副作用が強いから、プラス材料があっても、本当に判断が難しい。パクリタクセルなんていうよく使われる抗がん剤は2％しかがん細胞に届かず、98パーセントは正常細胞に効いてしまうと言われたりする」

「でも、それがいやだからって、抗がん剤以外に方法はないんですよね」

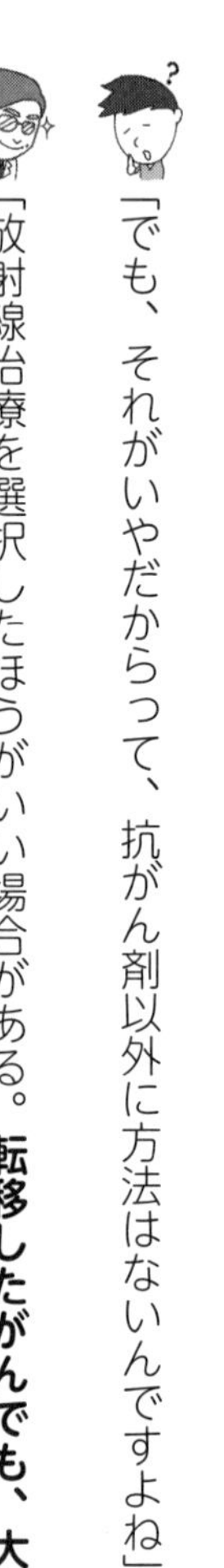

「放射線治療を選択したほうがいい場合がある。**転移したがんでも、大きいのを放射線でピンポイントで照射をすれば小さくなる。**それでたいてい何か月単位で延命できるし、励みになるから元気になる」

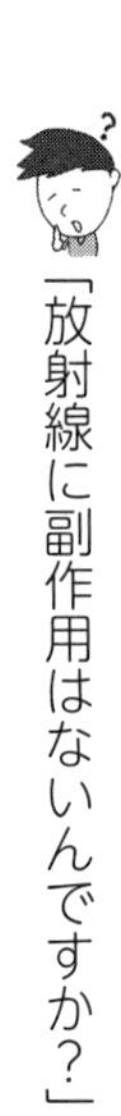

「放射線に副作用はないんですか？」

「もちろん放射線治療にも副作用はあるけど、被曝した場所だけなので抗がん剤のように体中に影響があるようなものではない。あるいは、お金はかかるけど、放射線治療でがんを小さくして、先端治療である『樹状細胞ワクチン療法』で全体に免疫力をあげて、長期的延命を狙うとか別の方法を考えてもいい」（樹状細胞ワクチン療法については次項で）

【まとめ】

・抗がん剤がよく効くがんとそうでないがんがある
・抗がん剤を勧められたら放射線治療という選択肢を検討する

がんがなくなるかもしれない！第四の治療法「免疫療法」

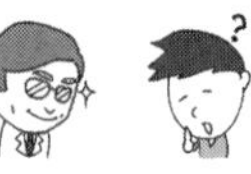

「先生、副作用もなく、画期的な治療法はないものなんでしょうか？」

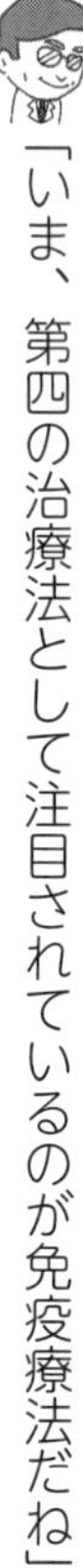

「いま、第四の治療法として注目されているのが免疫療法だね」

「免疫療法……？」

「そう。手術は体を切って、がんを切る治療。胃とか腸とか臓器を取ってしまうから、術後の生活に支障が出てしまう。放射線は体の外から放射線を当ててがんを殺す。放射線が当たる近くの正常な細胞も殺してしまう。抗がん剤は、分裂の速い細胞を殺すから、当然がん細胞以外も傷つけてしまう。いずれも、がんだけを対象に治療することができなかった。でも、免疫治療というのは、がんに対する免疫を強化する治療法だから、がん細胞だけを殺すことができる」

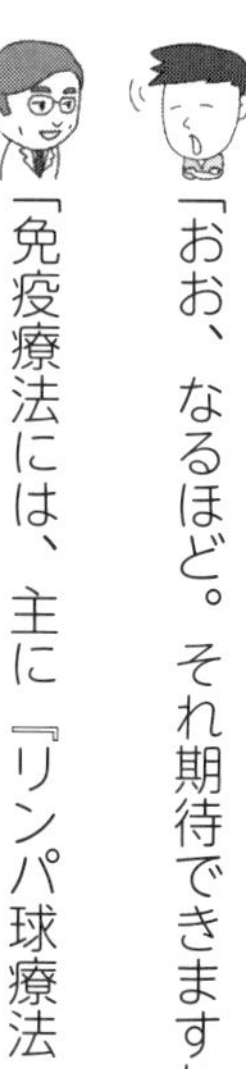

「おお、なるほど。それ期待できますね」

「免疫療法には、主に『リンパ球療法（細胞免疫療法）』『樹状細胞ワクチン療法』がある」

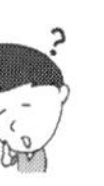

「樹状細胞とは何でしょう？」

「最初のほうで、リンパ球（免疫）が警察の役割をしているって話したでしょう。犯罪者であるがん細胞を警察官のリンパ球が捕まえるって。そのとき現場の警察官に指示を与える本部長の役割をするのが樹状細胞だと思えばいい」

がん細胞＝犯罪者
リンパ球＝現場の警察官
樹状細胞＝警察本部長

「人間の体は非自己（ウィルスや細菌など）を免疫が攻撃するしくみを持っている。でも、がんは元々、自分の細胞だったから、免疫であるリンパ球が非自己だと判断できなくて攻撃してくれない。さっきの例でいうと、犯罪者が一般人を装っているから、現場の警察官も犯罪者かどうかわからなくて捕まえられないようなものだね」

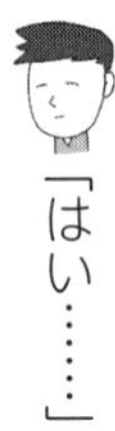

「はい……」

「そのとき、リンパ球の親玉である『樹状細胞』が活躍する。樹状細胞は木の枝のようにわかれているから『樹状』って呼ぶんだけど、こいつががん細胞を食べると、がんの情報をリンパ球たちに伝えることができるの。免疫の司令塔の役割だね。そうするとリンパ球はがん細胞を『敵』と判断できるようになって、攻撃できる（**図26**）」

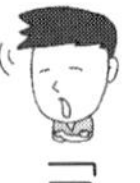

「司令塔ですか……」

「そう。本部長が現場の警察官たちに犯人の顔写真を見せて、犯人を見つけられるようになるようなもんだね」

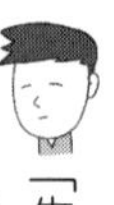

「先生、免疫というのは人間誰しももっているものなんですよね。どうして機能してないんでしょう」

［図26 樹状細胞ワクチン療法のイメージ］

❶ 血液から免疫細胞の司令塔、未熟な樹状細胞を取り出す

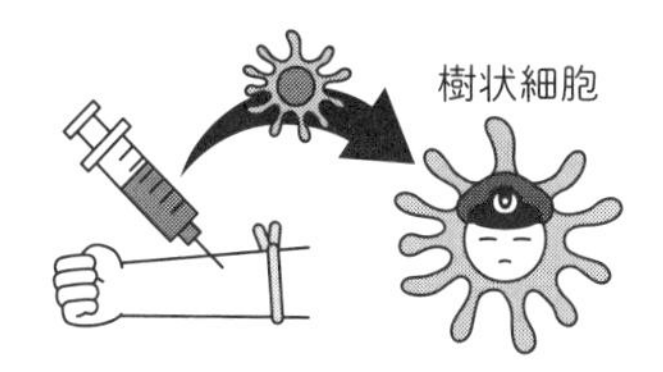

❷ 樹状細胞を育てる

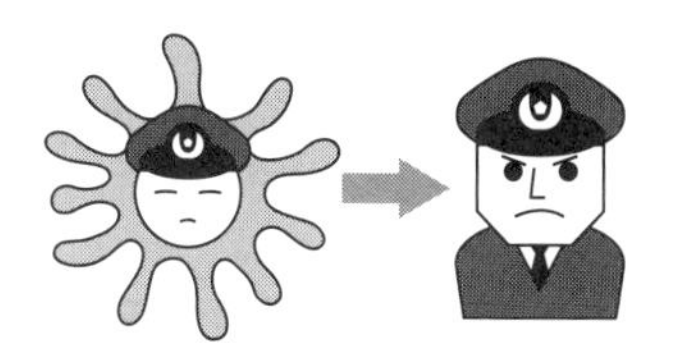

❸ 樹状細胞にがんの目印を覚えさせる

❹ 皮内注射で体内に戻す

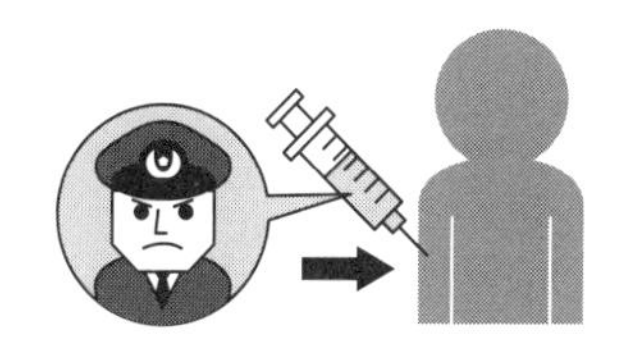

体内

❺ 体内で攻撃役のリンパ球にがん細胞の目印を教える

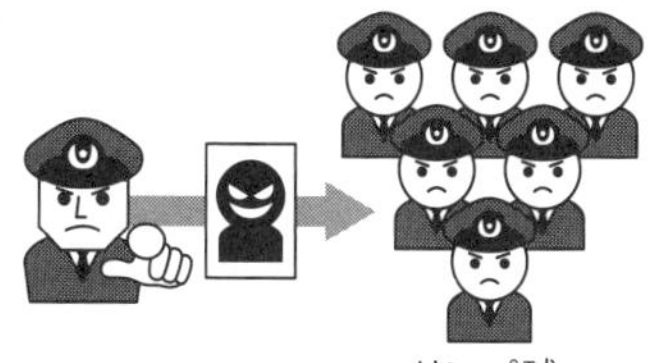

❻ リンパ球ががん細胞の目印を覚えたので、がん細胞を攻撃する

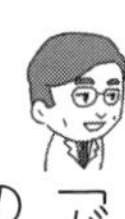

「がん患者さんはこの樹状細胞が未熟であまり機能していない。だから体内から樹状細胞の元を一旦取り出して、培養して成熟した樹状細胞にする。さらにがん細胞の情報を持たせて体内に戻す。あまり働いてない本部長を研修して、優秀な司令官に育ててあげたうえに、さらに犯罪者の情報をもたせて、現場に戻すと思ってもらえればいい」

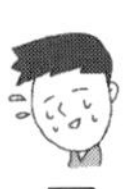

「ネットで調べたら、免疫療法はあまり効かないって書いてありましたけど……」

「今まではリンパ球を単に培養して戻すだけだったので、1週間もすれば全部死滅してほとんど効かなかった。しかもものすごく値がはる。でも、今は、樹状細胞を取り出して、がんの目印を覚えさせて戻すことができるようになった。これが驚異的に効くようになったの。信じられないかもしれないけど、**小さな町工場でも世界一の製品を作っている所があるように、免疫療法でも優れものをつくるすごい研究室があるの**」

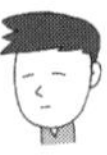

「そうなんですね……。では、病院にいけばできるんですか」

「残念だけどできない。大病院は免疫療法を受け入れてない」

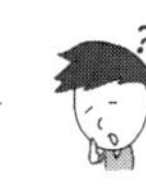
「それはどうしてでしょう」

「それはね、抗がん剤が売れなくなるから。病院というのも、製薬会社とか医療機器メーカーとか、いろんな人たちの利権がからんでるからね」

「利権……、ですか？」

「そう。抗がん剤は保険が適用されるんだけど、元がかなり高い。ということは病院も製薬会社も大きな収入源で、抗がん剤が売れなくなると困る人たちがいるのよ。実際、製薬会社は医者たちを銀座で接待して、抗がん剤を一生懸命を売り込もうとしているしね。だから免疫療法はエビデンスがないといって断る。こんなに困っている患者がいるのに……」

「す、すいません……。それ以上、お話しされると、巨大な圧力に巻き込まれてしまいそうなので、この辺にしておきましょうか……」

「冗談だよ。冗談。免疫療法みたいな新しい治療法は厳しい臨床試験をパスして初めて国に承認されて、健康保険の対象として病院で使える。臨床試験には多くの人に協力してもらうし、医者への謝礼など膨大なお金がかかるの。**今は新薬には開発から承認まで10年や20年、2000億くらいかかる**と言われている」

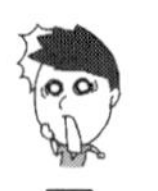

「開発費が2000億ですか？」

「そう。だから、新しい薬を作るのは製薬会社にとってすごくリスクがあることなの。それで免疫療法はまだ試験をパスしていない」

「じゃあ、どこで受けられるのでしょう」

「そういうのを専門でやっている病院やクリニックがあるからそういうところを探さないといけない」

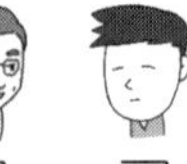

「やっぱり高いんじゃないでしょうか」

「そうだね。残念だけど、まだ高いね。1サイクル5回くらいで200万くらいかかる。

ただ、命の問題だし、かなりいい治療法だから、医者の話を聞いてよく考えてほしい」

「すいません。しつこいようですが、本当に効くんですか？」

「何度も言うけど、効くよ。これは転移大腸がんの患者が免疫療法を行ったときのデータ（**図27**）。1年を生き延びたあとは、死亡していないことがわかるよね。ほかに方法がない段階で7割前後の有効率はすばらしい。もしがんが消えてなくても、何年も元気で生きられる」

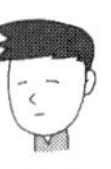

「はい。助からないと言われた状態からこれだけ効くなら、検討してもいいですね」

「あまり効果のない樹状細胞ワクチンの方が多いので、この治療を受けるときは、きちんと生存曲線を見せてもらうことをお勧めする」

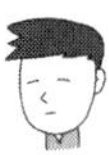

「わかりました」

「三大治療が壁にぶつかっている現状を打破するのは、免疫療法だよ。今は高いかもしれ

［図27 免疫療法を受けた人の生存曲線］

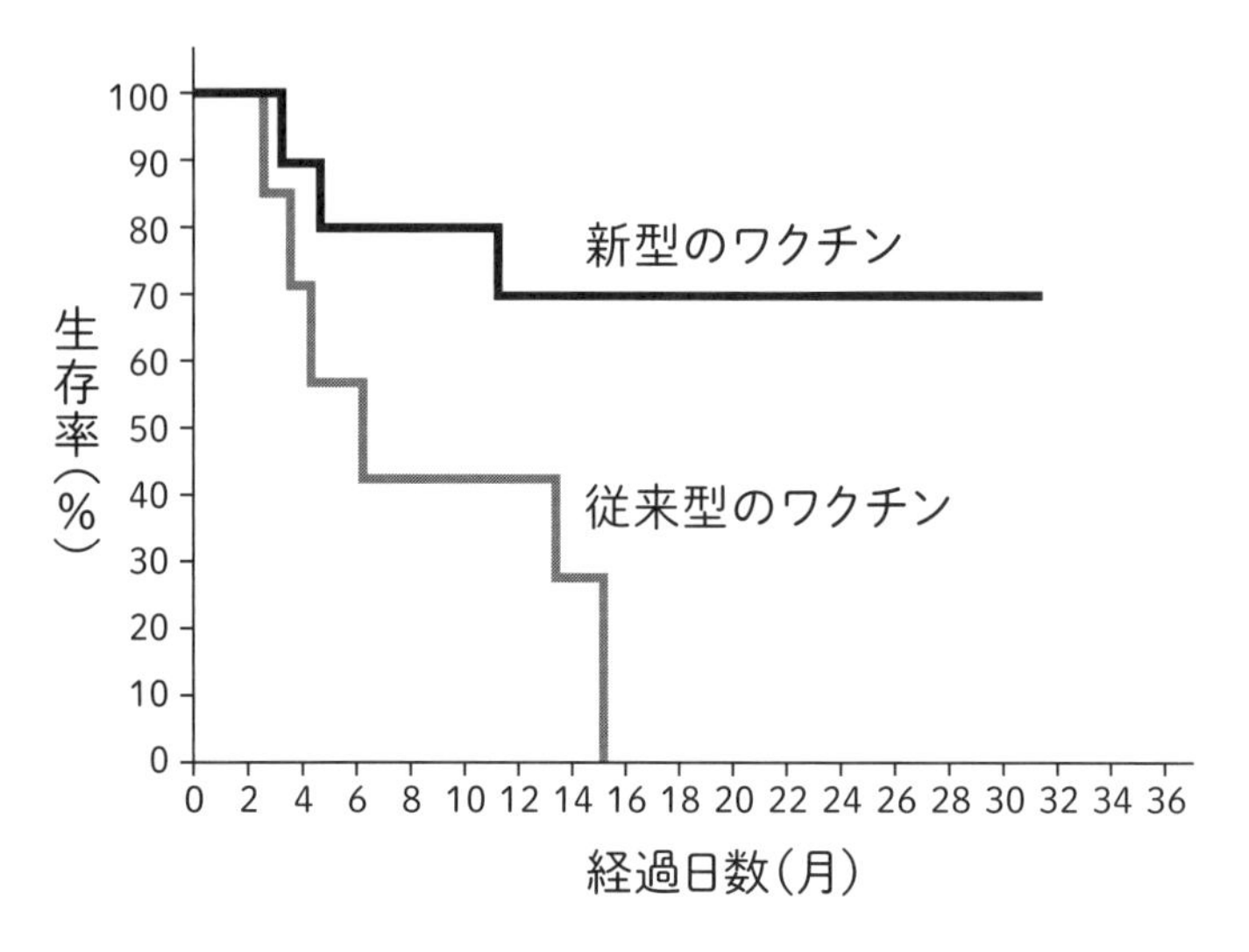

出典 Hazama S, et al. j Clin Oncol 29:2011

ないけど、試験をパスすれば、保険で受けられるようになる。だからやっぱりしっかり予防して、少しでも遅くがんになることだね」

【まとめ】

- 三大治療の次に注目されているのは免疫細胞療法
- 樹状細胞ワクチン療法は免疫の司令官を強化してがん細胞だけを攻撃する
- 免疫細胞療法は標準治療ではないため、保険が利かず費用がかかる

がんを治した人に共通する性格とは？

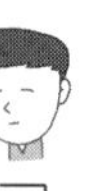

「先生はがんが治った人を診てきたと思うのですが、どんな人ががんを治すのでしょう」

「僕の45年の医者人生でわかったことは、**がんを克服した人は『治す』という強い気持ちを持ったポジティブな人**のほうが多かった」

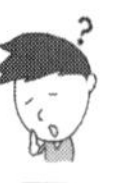

「ポジティブな人とはどんな人でしょう」

「医者任せにしないで、本を読んだり医者にいろいろ聞いたりして、自分でがんのことを調べて、医者も病院もうまく使って、がんに立ち向かう。そんな人のほうが経過はいい」

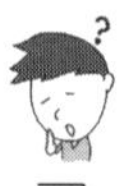

「それはどうしてでしょうか」

「がんになって最初の頃は、どの病院がいいかもどんな治療法がいいかもわからないし、精神状態をキープするのも楽じゃない。自分の容態も刻一刻と変わってくる。そんな状態で『あれが効く』とか『あの病院はダメだ』とか、いろんな人がいろんなことを言ってくる。高額な治療だったり、すこし怪しい治療法を勧められるかもしれない。そんな、**何が正しいか確信が持てない状況で、自分がどの治療法を選択するか、意思決定していかなければならない。**そういうときに必要なのは、当然、冷静な判断力だから、落ち込んでいる人よりも、ほどよくポジティブなほうがいいのは当たり前だよね」

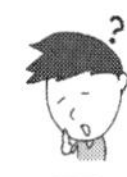

「がん治療のために具体的に何をしたらいいかってありますか」

「免疫力を高めることをするのがいい。当然だけど、笑ったり楽しんだりすれば免疫力も上がる。逆に落ち込んでいたり、うつになったりすると免疫力は下がる。だから好きな映画を観たり、カラオケを歌ったり、友人とおしゃべりしたり、おいしいものを食べるなどして毎日を楽しく過ごす。あとは綺麗な風景を見て、感動するのもいい。そうやって毎日の不安を少しでも軽減してあげるのが大切だね。あとは、よく寝ること。ぐっすり寝て朝起きる」

「不安で眠れない場合はどうしたらいいでしょう」

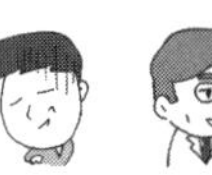

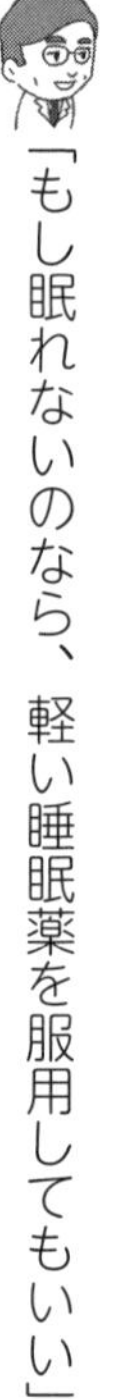

「もし眠れないのなら、軽い睡眠薬を服用してもいい」

「睡眠薬ですか……？」

「睡眠薬と言われると、副作用が気になるかもしれないけど、まずは、目の前のがんと戦うほうが大切だから、あまり気にしないで、充分睡眠をとることを考えるといい。あとは、家族や相談できる仲間が大切だね。『一緒にがんばりましょう』と言ってくれる家族がいたほうが精神的に安定する。嫌な人と付き合う必要はないけど、気の許せる仲間がいるのは精神的に大きな支えになる。あとは、**仕事を続ける方が経過がいい人が多いね。**職場とよく話し合って、無理ない範囲での仕事は免疫力を上げると思う」

【まとめ】

- がんを治す人はポジティブな気持ちを持っていることが多い
- 免疫力を上げるために毎日を楽しむことが大切

自宅で最期を迎えることはできるか

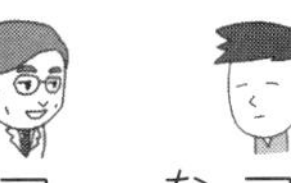

「最期は自宅で家族に囲まれながら迎えたいという人は多いと思うのですが、それは可能なことなんでしょうか」

「在宅医療を利用することだね」

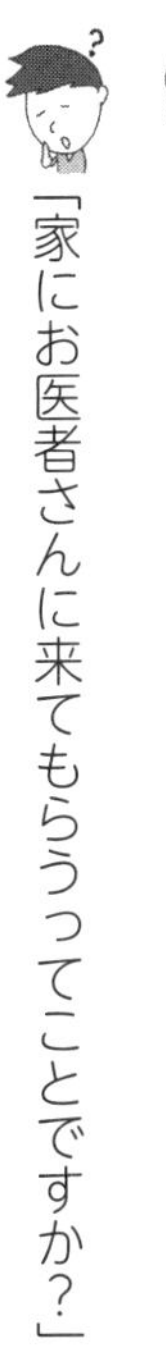

「家にお医者さんに来てもらうってことですか？」

「そう。もし、全身にがんが転移して、抗がん剤を勧められたときに、それを断れば、もう病院でできることはないからと、退院してホスピスか自宅診療を勧められる。あるいは病院で担当医に『退院して自宅診療に切り替える』と伝えれば、病院が訪問診療をしてくれる病院やクリニック、介護士を紹介してくれる。先にも話したけど、**厚労省は病院のベッドを削減しようとしているから、その分、在宅診療や在宅ホスピスは充実してきている**」

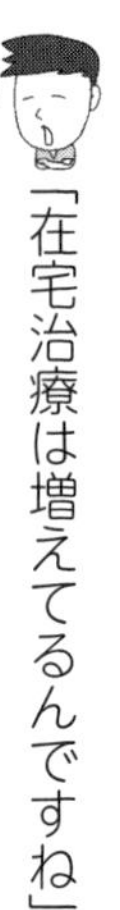
「在宅治療は増えてるんですね」

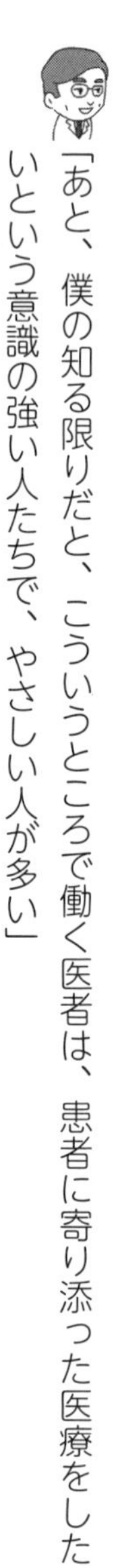
「あと、僕の知る限りだと、こういうところで働く医者は、患者に寄り添った医療をしたいという意識の強い人たちで、やさしい人が多い」

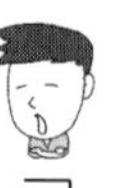
「それは、いいことですね」

「ただ、いくら在宅医療が充実してきているとはいえ、家族のサポートは必要不可欠。男の人でよくいるのは、ふだんから態度が悪くて家庭を顧みないのに、自分が病気になったときだけ、家族にサポートを頼むケース。そういう人はうまくいかないことが多いね。だから、自分ががんになったときのためにも、普段から家族に対する接し方を考えておいたほうがいい。僕もそれを考えて家内とは仲良くしているよ」

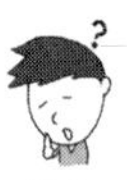
「事情があって家族のサポートを受けられない人はどうしたらいいのでしょうか」

「ホスピスに入るという選択肢がある。病院だと慢性的な人手不足だからナースコールをしてもこないことがある。でもホスピスだったらナースや看護助手が多いから、そういう

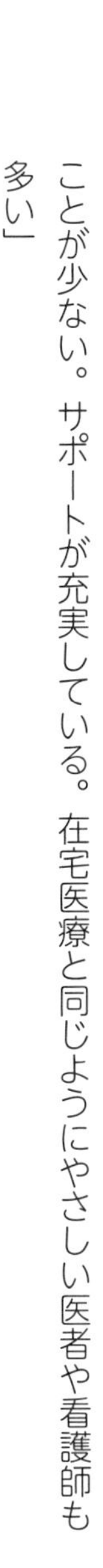
ことが少ない。サポートが充実している。在宅医療と同じようにやさしい医者や看護師も多い」

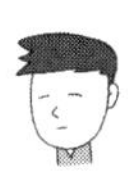
「病院との違いは何なのでしょう」

「ホスピスとは終末医療が専門だから、モルヒネなどの鎮痛剤などを打って、痛みがないようにするのが得意。がんを治療することよりも苦痛を取り除き、生活の質を高めることに重きを置いているの。**ホスピスによっては、犬を飼ってもいいし酒を飲んでもいい。**だから安らかな顔をしている人が多い」

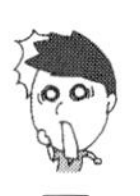
「えっ、お酒が飲めるんですか？」

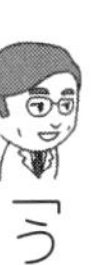
「うん。ホスピスの方針によるけどね」

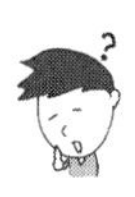
「サービスが充実しているということは、値段は高いのでしょうか」

「そんなことはない。ホスピスは保険が利いて、診療点数が多いから健康保険組合などからたくさんお金が出ている。だから手厚いサービスを受けられるの」

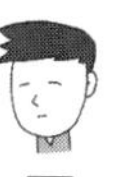

「ホスピスの選び方で注意することはありますか？」

「病院で手の施しようがなくなってホスピスに行くから、患者は死ぬ場所だと感じて落ち込んでしまうことがある。そんなとき、一縷の望みにかけて、家族や友人が民間療法のサプリメントを持ってくる場合がある。患者は『もしかしたら治るかも』と希望を持つ。そういうときに『希望を持つとケアをしづらい』と考える医者やナースもいる。そうすると、直接言わないにしても『そんなものやっても治らない』というのが伝わってしまう。どんなに絶望的な状況でも、希望を持つことが大切だから、そういう考え方はよくないと思う。スタッフの気持ちはわかるんだけど、**患者が最後の最後まで希望を捨てずに治そうとしてるんだから、そういう気持ちを受け入れようとするところを選ぶべきだね**」

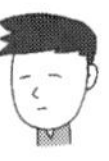

「そういうホスピスは、どうやって選べばいいのでしょう」

「入院する前にそのホスピスを訪ねてスタッフさんに話を聞くことだね」

【まとめ】

・自宅で最期を迎える場合は在宅医療を利用する
・在宅医療は家族に負担をかけるため、日ごろの家族への接し方が問われる
・ホスピスは終末医療が専門なので苦痛を取り除くのが得意

「もう助からない」と言われても最後まで希望は捨てないこと

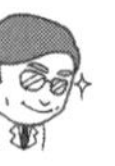
「先生、最後に教えてください。簡単に答えは出ないと思いますが、医者から『もう助からない』と言われたらどうしたらいいのでしょうか」

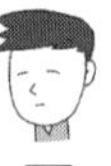
「病院はもう助からないと診断したら、退院させてホスピスを勧めることになる。治る見込みのない人に、ずっとベッドを使わせておくよりも、治療の必要な人を入院させたほうが効率的だし、入院希望の数が多いから、そうしないと患者を捌ききれない。厚生労働省が、そういう政策をとっている」

「はい」

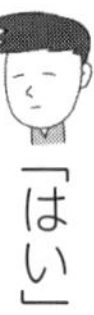
「でもね、私は、それがどうしても納得できない。『もう死ね』と言ってるのと同じことを、本当に苦しんでいる人に言ってはいけない。ずっと頼ってきた医者に見捨てられたと

感じることがどんなに辛いことか。医者は患者さんの希望に最後まで寄り添うべきだと思うの」

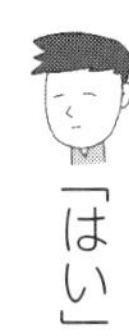

「はい」

「進行がんになると底なしの深い孤独に追い込まれる。その感覚は家族ですらわかってもらえない。自分の何が悪かったのか、あのときああしていればよかったと、自分を責めて落ち込んでしまう。勤務医だったころ、夜の見回りをしていたら、働きざかりの50代の男性のがん患者さんが、家族がいなくなったあとに、一人ですすり泣いたりしていた。私自身もいつか死ぬと思うと本当に怖い」

「非常に難しいことだと思いますが、そういう状況になったらどうやって精神を保ったらいいのでしょうか」

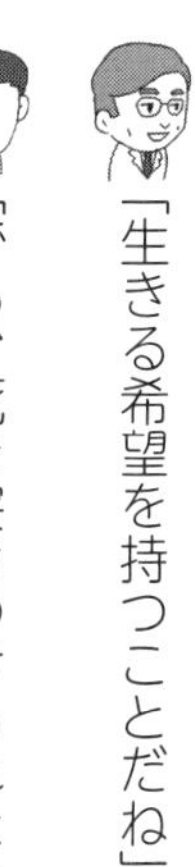

「生きる希望を持つことだね」

「でも、死を突きつけられたときに、希望を持てるものでしょうか」

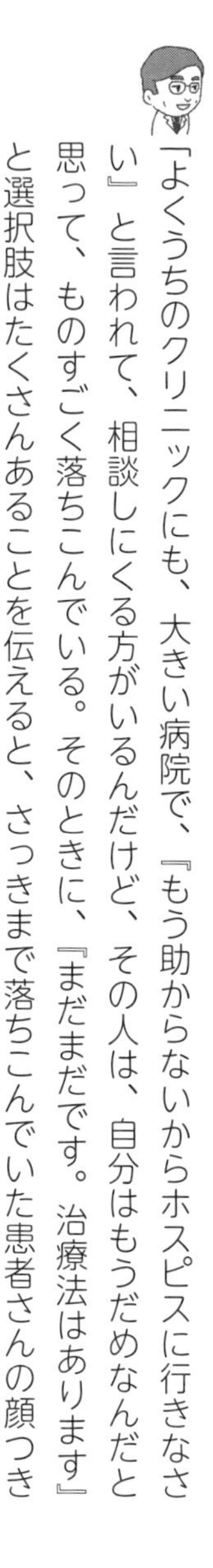

「よくうちのクリニックにも、大きい病院で、『もう助からないからホスピスに行きなさい』と言われて、相談しにくる方がいるんだけど、その人は、自分はもうだめなんだと思って、ものすごく落ちこんでいる。そのときに、『まだまだです。治療法はあります』と選択肢はたくさんあることを伝えると、さっきまで落ちこんでいた患者さんの顔つきが、パッと元気になる。国に認可されてないだけで、がんの治療法なんていくらでもあるからね。医学の進歩はすさまじいから、なんとか耐えれば、いい薬が出てくるかもしれない。治すことは無理だとしても進行をとめれば、がんと共存できるかもしれない」

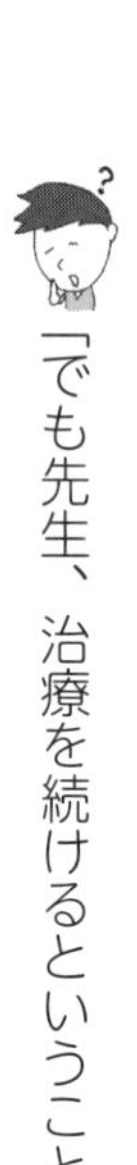

「でも先生、治療を続けるということは肉体的にも経済的にも負担も大きいですよね」

「もちろん、最先端の治療は保険対象外だからお金もかかる。それに、やってみたけど、思ったような効果が得られないかもしれない。でも人間は希望を持つことによって、前向きな気持ちにはなれる。**残り少ない人生だったら、どういう気持ちで過ごすかというのは、ものすごく大切なこと。**『もう、だめだ』と落ちこんだまま毎日を過ごすよりも、前向きな気持ちで過ごしたほうがいいよね」

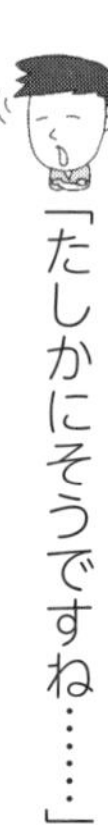

「たしかにそうですね……」

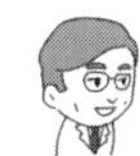

「私がこういう話をすると、『末期の患者にお金を使わせるのか』と、批判されることもあるけど、それでも、医者は最後まで患者の側に立って、治療法を探して、選択肢を提示してあげるべきだと思う。選択肢を知った上で、がんと戦うのもいいし、治療をやめるのもいい。経済的な事情などで充分な治療を受けられない人でもなるべく免疫力を上げて少しでも長く良い体調で過ごし、家族や仲間との楽しい時間を作ることに希望を見出す人もいる」

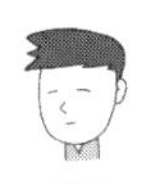

「最後にメッセージをいただけますでしょうか」

「人間というのはどんなに絶望の淵にたたされても、自ずと希望を見つける動物なの。実際、かなりの進行がんだったにもかかわらず奇跡の生還をした人も見てきた。だから最後の最後まで希望を持つべき。希望を持つのは人間の本性なの。希望を持つことができれば、体はがんに侵されても、心は自由。それが生きる活力になっていくからね。私は数百人の患者さんを病院や家で見送ってきたけど、たいていの患者さんは現状を受け入れつつ、最期、目を閉じる瞬間まで一縷の希望を持っている。希望を持てた人は安らかな顔をしていた。きっと死を受け入れられたんだと思う。だから、どこかの病院の医者に『もう助からない』といわれても、あきらめないで希望を持ち続けてほしい」

【まとめ】

- もし助からないと言われても、治療法は山ほどあるので最後まで希望をもっていい
- 希望を持って治療に挑戦することによって、最後までがんと戦う活力になる
- 最後まで希望を持つ人は安らかである

コラム

その他の質問集

ここで、本編に収められなかった質問とその答えをまとめて掲載させていただきます。

「がんはどこにでもできるのですか?」

「基本的にがんができないところはないんだけど、心臓にはほとんどできない。なぜかというと、心臓は筋肉でできていてあまり細胞分裂をしないし、ずっと動き続けているからがんがとどまりづらいの。あと、**がんは熱に弱いから、温度が高い心臓では死滅してしまう**とも言われている。ちなみに、温熱療法といって、がん細胞を熱で温めて死滅させる治療法もある。それと小腸もがんができづらい。小腸は大腸と違って食べ物の通過が早くて発がん性物質にさらされる機会が少ないし、小腸のすぐ裏側にはリンパ組織(リンパ球)が集中しているのが理由と言われている」

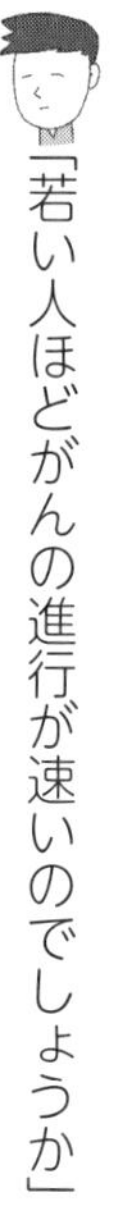

「若い人ほどがんの進行が速いのでしょうか」

「基本的に**年齢と進行は関係ない**。若くても進行が遅い人もいるし、歳をとっても進行が速い人がいる。ただ、若いのになってしまうがんは、たちの悪いことが多いから、早く亡くなってしまうことが多いのかもしれない。あと、個人差はあるけど80歳あたりを過ぎてくると、がんがエネルギーを奪おうと思っても、あまり体に残ってないから進行が遅くなることがある」

「白血病は予防することはできるのでしょうか」

「白血病は血液のがんで、多くは遺伝子変異によって起こると言われている。つまり偶発的に発生して、かなり稀ながん。一般的には先天的なものと考えられているけど、生活習慣を変えれば予防できる可能性はあると思うよ」

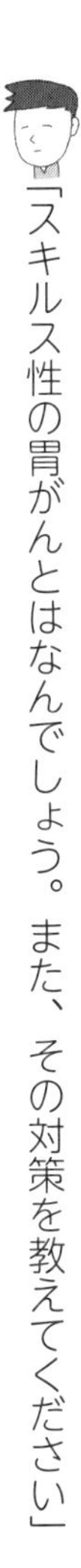

「スキルス性の胃がんとはなんでしょう。また、その対策を教えてください」

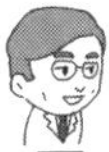

「普通の胃がんは胃の内側に向かって大きくなるんだけど、スキルス性の胃がんは胃の外側に向かって大きくなる。そうすると、がんが腹膜に広がってしまう。それに、胃の外側で大きくなるから発見が遅くなって、死亡率が高い。胃カメラの検査でも見つからないことはないけど、**バリウムの検査のほうが見つけやすい**ね」

「ホクロがたくさんあるのですが、そういう人のほうが皮膚がんになりやすいのでしょうか」

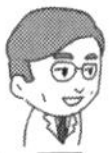

「日本人に皮膚がんは少ないからあまり気にしないほうがいい。もし黒味が増して急に大きくなるホクロがあったら皮膚科にいくようにすること」

「紫外線は浴びないようにしたほうがいいのでしょうか」

「毎日のように日に浴びて、真っ黒に日焼けするのはどうかと思うけど、**年に数回、日焼け止めクリームを塗って海水浴に行くくらいなら全く問題ない**。皮膚がんは黄色人種に少なく、白人に多い。黄色人種はメラニンがあるから皮膚がんになりにくいの」

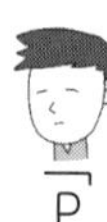

「PET-CTという検査がいいという噂を聞いたのですが……」

「まず、PET検査というのは、特別な薬を投与することによって、体の中のがん細胞だけに目印をつけて、それを画像で見ることができる検査。それにCT検査を組み合わせることによって、より正確に位置や大きさがわかるようになった。しかも**痛みもなく短い時間で全身を調べることができる**。どうしても胃カメラが大腸の内視鏡が面倒な人はこれを受けるといいと思う。ただ、まだ普及してないから、受けられるところは少ないし、10万円くらいかかってしまうことが課題だね」

まとめ

がん攻略の基本戦略

生活習慣を整え「がん」にならないようにする、検診を定期的に受け早期発見をする

この2段構えでがん死を防ぐ

予防

・喫煙者はたばこをやめる。副流煙を吸わないように気をつける
・野菜を中心にしたバランスのよい食生活を心がける
・にんにくときのこを食べるようにする
・肉は週に500グラム以下に抑える
・塩分を減らすようにする
・お酒は1日1合（缶ビール1・5本）程度におさえる
・1日に1時間程度のウォーキングを行ない、マラソンなどの激しい運動はしないようにする

検診

・主要ながんの検診を中心に1年に1回（50歳までは2年に1回）受ける
・人間ドックでも検査の内容によっては、初期がんは見つからない
・自治体がおこなっている制度を利用すると、検診の費用を抑えられる

治療

・治療法はセカンドオピニオンをもらって慎重に決める
・医者とは良好な関係を築くように心がける
・安易に手術に走らず、放射線治療なども選択肢にいれる
・手術する際、腕のいい医者は、医者やベテランナースに聞いて探す
・抗がん剤は延命治療のため、自分の人生観、死生観で選択する
・漢方やサプリメントなど補完治療を利用してもいい
・がんが進行したときは第4の治療法「免疫療法」を選択肢にいれる
・最期を自宅で迎えたい人は在宅医療を利用する

［水上先生のおすすめがん検診］

	がんの種類	検査	頻度	金額（全て目安）
総合	肺がん	胸部CT検査	年1回 ※50歳までの非喫煙者は2年に1回	1万円〜1.5万円
	胃がん 食道がん	上部内視鏡検査	年1回 ※50歳までは2年に1回	1.5万円〜3万円
	大腸がん	下部内視鏡検査	1年に1回 ※50歳までは2年に1回	1.5万円〜2.5万円
	肝臓がん 胆のうがん すい臓がん 腎臓がん	超音波検査 （エコー）	年1回	3000円〜5000円
	前立腺がん	PSA検査	年1回 ※50歳以降	2000円〜4000円
婦人科	子宮頸がん	細胞診	2年に1回	3000円〜6000円
	乳がん	乳房超音波検査 ※マンモグラフィーも組み合わせる	年1回	3000円〜5000円
ウィルス・菌	胃がん	ピロリ菌の検査	一生に1回	3000円〜5000円
	肝臓がん	肝炎ウィルス	一生に1回	3000円
	子宮頸がん	HPV検査	2年に1回	5000円

おわりに

私に強みがあるとすれば、半世紀近くにわたって、あらゆる種類のがんの患者さん1万人以上を診てきたことでしょう。近年、病院で医者は専門分野だけを診るので、遠くの臓器へ転移すれば、別の専門医のお世話になりますし、抗がん剤専門医、緩和ケア専門医など、病状によっては多数の専門医を受診することになります。医者によってニュアンスが違うし、患者さんは誰が主治医なのか不安になります。最初の担当医は、がんがどんな状態になっても、他科の医者と連携しつつ、医療の中心にいて、絶えず患者さんに寄り添う必要があります。がんの分野でも「専門がない専門」を標榜する私は貴重なはずだと、勝手ながら自負しています。

どんな種類のがん患者さんをも受け入れていた勤務医時代は、ていねいに診察し、時間をかけて話し合い、血液データを見て、CTを読影し、患者さんの腹水や胸水を取り、太い静脈に栄養カテーテルを挿入し、内視鏡検査をし、抗がん剤を点滴するなどの日々でした。患者さんの具合が悪いと深夜電話で叩き起こされ、眠い目をこすりながら車で病院へひた走りました。生死と向き合うがん医療は実にやりがいがあるのですが、私も人の子、バーンアウトしてしまったことがあります。

がんに関し、近年ようやく希望が見えてきました。がんはけっして絶望的な病気ではありません。がんは予防可能であり、早期がんでの診断も実践され始め、進行がんでの治癒も現実的になってきたからです。私はがん予防法について米国の大学院で最新情報を詳しく学び、患者さんの教育にも携わってきました。長く人間ドックや検診にも携わり、これらの長所や短所も経験しています。現場でがんの患者さんと長年付き合ってきたのはお話しした通りです。この本の内容は情報の羅列ではなく、まさに私自身の肉声そのものです。

こんなことがありました。70代の男性で肺がんが脳に転移して厳しい状態だったのですが、数か月で両方とも完全に消えました。本当に奇跡的としか言いようがないのですが、その方が6年後入浴中急死したため脳を解剖したところ、がんはもちろん消えていて、その部分に完全に脳細胞が再生していました。人間の生命力ってすごいなあといつも感嘆させられます。

私たちは普段自分自身の生命力についてあまり意識していませんが、細胞は絶えず入れかわっていますし、リンパ球が日夜がん細胞をやっつけてくれています。がんになることを予防するのも、がんを治すのも、結局は自分の生命力を信じ、最良の状態にしておくことではないかといつも感じています。

文響社は新しい出版社ですが、ベストセラーになっている本などを見ると、読者に対する暖かな視線を感じ、私も出版のお声掛けを頂いた時に、快くお受けしました。医学に全くの素人である大橋さんとの質疑応答ですが、重要事項を漏れなくピックアップし、わかりやすく中身の濃い内容になりました。

私は大橋さんの初歩的ではありますが素直な質問に、懸命に答えているうちに、ついつい本音を吐露してしまいました。

普段、患者さんにはもっと丁寧な言葉遣いですが、大橋流の方が、いつも遠慮なさっているかもしれない医者に親近感を感じていただき、いいテンポで読みやすいように感じます。

今、がん医療は大きな転換期にあります。ただ医者の言うなりの時代から、患者が自由に選び取る時代に変わり始めています。がんはもうすでに怖い病気ではありません。がんに関して大切な情報を自分のものにした上で、ぜひとも予防、早期発見、悔いのない治療に役立てていただければ、これ以上嬉しいことはありません。

水上　治

2016年3月吉日

水上治（みずかみ おさむ）
1948年北海道生まれ。弘前大学医学部卒業後、都内の総合病院に内科医として勤務しつつ、東京医科歯科大学で研究、医学博士。米国ロマリンダ大学で予防医学を研究、公衆衛生学博士。東京衛生病院で、予防教育、人間ドック、がん医療を実践。2007年都心に健康増進クリニック開業。9割はがん患者で、世界の広範な医学情報を駆使しつつ、徹頭徹尾患者側に立つ医療を展開中。「日本一わかりやすいがんの教科書」(PHP研究所)「がん患者の迷いに専門医が本音で答える本」(草思社) など著書多数。

大橋弘祐（おおはし こうすけ）
立教大学理学部卒。大手通信会社の広報、マーケティング職を経て、作家、編集者として活躍中。著書に『SURVIVAL WEDDING（サバイバル・ウェディング）』『難しいことはわかりませんが、お金の増やし方を教えてください！』(共に文響社)など。

難しいことはわかりませんが、「がん」にならない方法を教えてください!

2016年5月6日　初版第1刷発行

著　者	水上治　大橋弘祐
装　丁	ISSHIKI
DTP・イラスト	ISSHIKI
協　力	伊藤源二郎　植谷聖也　大場君人　小寺　練 佐藤　智　渋澤　怜　下松幸樹　菅原実優 須藤裕亮　竹岡義樹　谷　綾子　寺村卓朗 芳賀　愛　林田玲奈　樋口裕二　古川　愛 前川智子　安井　彩
編　集	大橋弘祐
発行者	山本周嗣
発行所	株式会社文響社 〒105-0001　東京都港区虎ノ門1-11-1
ホームページ	http://bunkyosha.com
お問い合わせ	info@bunkyosha.com
印刷	三松堂株式会社
製本	大口製本印刷株式会社

ISBNコード:978-4-905073-38-3　Printed in Japan

写真提供　123RF
この本に関するご意見・ご感想をお寄せいただく場合は、郵送またはメール(info@bunkyosha.com)にてお送りください。